Soufiane LAOUAR

Transformez votre Corps en 90 jours

Soufiane LAOUAR

Transformez votre Corps en 90 jours

"10 Clés d'une Alimentation Gagnante et d'un Bien-Être Absolu"

Éditions Vie

Imprint
Any brand names and product names mentioned in this book are subject to trademark, brand or patent protection and are trademarks or registered trademarks of their respective holders. The use of brand names, product names, common names, trade names, product descriptions etc. even without a particular marking in this work is in no way to be construed to mean that such names may be regarded as unrestricted in respect of trademark and brand protection legislation and could thus be used by anyone.

Cover image: www.ingimage.com

Publisher:
Éditions Vie
is a trademark of
Dodo Books Indian Ocean Ltd. and OmniScriptum S.R.L publishing group

120 High Road, East Finchley, London, N2 9ED, United Kingdom
Str. Armeneasca 28/1, office 1, Chisinau MD-2012, Republic of Moldova, Europe
Printed at: see last page
ISBN: 978-613-9-59323-1

"Transformez votre Corps en 90 jours : 10 Clés d'une Alimentation Gagnante et d'un Bien-Être Absolu".

SOMMAIRE

Il était une fois, dans une petite ville tranquille, vivait une personne ordinaire, comme vous et moi. Cette personne, c'était moi. Comme beaucoup d'entre nous, j'ai longtemps été à la recherche d'une solution pour transformer mon corps et retrouver un bien-être absolu. J'ai suivi des régimes à la mode, essayé des astuces et techniques populaires, mais rien ne semblait vraiment fonctionner.

Un jour, alors que j'étais au bord du découragement, j'ai fait une découverte qui allait changer ma vie. J'ai rencontré une personne extraordinaire, un mentor, qui m'a révélé les secrets d'une alimentation gagnante et d'un bien-être absolu. Ces secrets étaient bien plus que des conseils ordinaires. Ils étaient les clés qui ouvriraient les portes de la transformation de mon corps en seulement 90 jours.

Les clés étaient d'une variété étonnante, allant bien au-delà de la simple restriction alimentaire et des exercices épuisants. Elles représentaient une approche globale de la santé et du bien-être, une vision nouvelle et inspirante qui allait révolutionner ma vie.

Ainsi, je me suis lancé dans un voyage extraordinaire, en utilisant ces 10 clés comme un guide pour ma transformation. Et aujourd'hui, je suis ici pour partager avec vous ces clés qui m'ont permis de réaliser des changements incroyables et durables.

Clé n°1 : Établir votre Vision et vos Objectifs

Clé n°2 : Les Fondamentaux de l'Alimentation Saine

Clé n°3 : Les Clés de la Gestion des Portions

Clé n°4 : Choix Alimentaires Intelligents

Clé n°5 : Stratégies de Planification des Repas

Clé n°6 : La Puissance de l'Hydratation et des Suppléments

Clé n°7 : Équilibrer l'Alimentation et le Mode de Vie

Clé n°8 : Nourrir l'esprit : L'importance de la Santé Mentale et de la Positivité

Clé n°9 : Éducation Alimentaire : Démystifier les Mythes et les Idées Reçues

Clé n°10 : Évolution Durable : Intégrer les Changements à Long Terme pour un Bien-Être Continu

Au fil des pages de ce livre, je vais vous emmener dans mon voyage de transformation, vous dévoiler les détails de chaque clé et vous guider pas à pas vers votre propre transformation. Vous découvrirez des conseils pratiques, des stratégies éprouvées et des perspectives nouvelles qui vous permettront de repousser les limites de votre corps et de votre bien-être.

Bienvenue dans ce guide captivant qui vous dévoilera les secrets pour transformer votre corps et atteindre un bien-être absolu. Laissez-moi vous emmener dans un voyage où des histoires amusantes se mêlent à une logique scientifique, vous permettant de découvrir une approche innovante de la transformation corporelle.

Nous avons tous rêvé un jour de pouvoir remodeler notre corps, de nous sentir plus forts, plus énergiques et en harmonie avec nous-mêmes. Mais souvent, nous nous retrouvons pris dans un tourbillon d'informations contradictoires, de régimes restrictifs et d'efforts infructueux. Cependant, laissez-moi vous rassurer : la transformation que vous recherchez est à votre portée, et elle peut être à la fois agréable et durable.

Imaginez-vous en train de vivre une vie vibrante, pleine de vitalité et de confiance en vous. Imaginez-vous en train d'atteindre vos objectifs de santé et de bien-être d'une manière qui correspond à votre style de vie, sans compromis excessif ni privation extrême. C'est exactement ce que nous allons explorer ensemble.

Laissez-moi vous présenter une approche nouvelle et passionnante basée sur la logique scientifique. Vous apprendrez à comprendre les fondements de votre corps, à connaître les mécanismes qui régissent la transformation physique et à appliquer ces connaissances de manière pratique.

Mais ne vous méprenez pas, ce livre ne se résume pas à des faits et des chiffres. Nous allons aussi nous amuser en cours de route ! J'ai choisi de partager avec vous des histoires amusantes, des anecdotes inspirantes et des exemples concrets pour rendre ce voyage encore plus passionnant. Parce que la transformation ne devrait pas être un fardeau, mais une aventure excitante vers une version améliorée de vous-même.

Dans notre quête pour transformer notre corps, nous nous appuierons sur la science. Nous explorerons les mécanismes du métabolisme, les effets des différents types d'exercices, les clés nutritionnelles et bien plus encore. Chaque aspect de cette approche sera soutenu par une base scientifique solide, vous permettant de comprendre pourquoi et comment ces stratégies fonctionnent.

Cependant, gardons à l'esprit que chaque corps est unique. Ce qui fonctionne pour une personne peut ne pas fonctionner pour une autre. Nous allons donc adopter une approche holistique, en vous encourageant à écouter votre corps, à vous connecter avec vos besoins individuels et à ajuster nos conseils en conséquence. Vous êtes le capitaine de votre transformation, et nous serons là pour vous guider à chaque étape du chemin.

Préparez-vous à découvrir une approche nouvelle et révolutionnaire pour transformer votre corps et atteindre un bien-être absolu. Laissez-vous inspirer par les histoires, étonner par la logique scientifique et motivé par les résultats tangibles que vous obtiendrez. Votre voyage commence ici, et je suis honoré d'être votre guide dans cette aventure incroyable. Prêt à transformer votre corps et à embrasser un bien-être absolu ? Alors, embarquez avec moi et commençons ce périple extraordinaire !
Certainement ! Poursuivons avec quelques faits scientifiques passionnants qui soutiendront notre approche de transformation corporelle :

1. Le métabolisme basal : Saviez-vous que votre métabolisme basal est la quantité d'énergie que votre corps dépense au repos pour maintenir ses fonctions vitales ? Des facteurs tels que l'âge, le sexe, la masse musculaire et la génétique peuvent influencer votre métabolisme basal. En comprenant comment optimiser votre métabolisme basal, vous pouvez favoriser une combustion des graisses plus efficace.
2. L'effet thermique des aliments : Lorsque vous mangez, votre corps utilise de l'énergie pour digérer et assimiler les aliments. Cet effet thermique des aliments, combiné à un régime alimentaire équilibré en macronutriments (protéines, glucides et lipides), peut favoriser la perte de poids en augmentant la dépense énergétique liée à la digestion.
3. La composition corporelle : La balance ne révèle pas toujours la véritable histoire de votre transformation physique. La composition corporelle, qui comprend la masse grasse, la masse musculaire, la densité osseuse et d'autres tissus, est un meilleur indicateur de votre santé globale. En visant à augmenter votre masse musculaire tout en réduisant votre masse grasse, vous pouvez obtenir une silhouette plus tonique et une meilleure santé.
4. L'entraînement par intervalles à haute intensité (HIIT) : Les séances d'entraînement HIIT, qui alternent entre des périodes d'effort intense et des périodes de récupération, ont démontré leur efficacité pour brûler les graisses et augmenter la dépense calorique même après l'entraînement. Cette méthode d'entraînement permet d'obtenir des résultats significatifs en moins de temps.
5. L'importance du sommeil : Le sommeil de qualité joue un rôle essentiel dans la transformation physique. Pendant le sommeil, votre corps se répare, régénère les tissus et régule les hormones liées à l'appétit et au métabolisme. Un sommeil adéquat favorise la récupération musculaire, réduit le stress et aide à maintenir un poids santé.
6. L'hydratation et la satiété : Boire suffisamment d'eau peut aider à réguler l'appétit en créant une sensation de satiété. De plus, l'eau est essentielle pour de nombreuses fonctions

métaboliques et favorise l'élimination des toxines, contribuant ainsi à une peau plus saine et à une meilleure digestion.

7. L'importance de la planification des repas : Planifier vos repas à l'avance peut vous aider à faire des choix alimentaires plus sains et à éviter les tentations. En ayant des repas équilibrés prêts à l'avance, vous êtes plus susceptible de maintenir une alimentation cohérente et de résister aux envies impulsives.
8. L'importance de l'équilibre énergétique : Pour perdre du poids, il est essentiel de créer un déficit calorique en consommant moins de calories que celles que vous brûlez. Cependant, maintenir un équilibre énergétique sain est crucial pour éviter les carences nutritionnelles et soutenir une transformation durable.
9. L'effet de l'activité physique sur le bien-être mental : L'exercice régulier ne profite pas seulement à votre corps, mais aussi à votre esprit. Des études ont démontré que l'activité physique stimule la libération d'endorphines, les hormones du bonheur, ce qui peut réduire le stress, améliorer l'humeur et favoriser une perception positive de soi-même.
10. L'impact du stress sur la transformation physique : Le stress chronique peut avoir un effet néfaste sur votre corps et entraver vos efforts de transformation. Le cortisol, une hormone liée au stress, peut favoriser le stockage des graisses abdominales. Apprendre à gérer le stress par des techniques de relaxation et de gestion du temps peut soutenir votre transformation physique.
11. L'importance des nutriments essentiels : Votre corps a besoin d'un apport adéquat en vitamines, minéraux et autres nutriments essentiels pour fonctionner correctement. Une alimentation équilibrée et variée, comprenant des fruits, des légumes, des protéines maigres, des grains entiers et des graisses saines, fournit à votre corps les nutriments nécessaires pour soutenir la transformation physique et le bien-être général.
12. L'effet de l'environnement sur les choix alimentaires : Nos choix alimentaires peuvent être influencés par notre environnement, y compris la disponibilité des aliments, les publicités et les normes sociales. En modifiant votre environnement pour le rendre plus favorable à des choix sains, vous pouvez faciliter la transformation de votre corps.
13. L'importance de la progression dans l'entraînement : Pour continuer à progresser et à transformer votre corps, il est crucial d'apporter des variations à votre programme d'entraînement. Cela peut inclure l'augmentation de l'intensité, l'ajout de nouveaux exercices ou la modification de la durée et de la fréquence des séances d'entraînement.
14. L'effet du soutien social : Le soutien et l'encouragement de votre entourage peuvent jouer un rôle clé dans votre réussite de transformation physique. Rechercher un soutien social, que ce soit auprès d'amis, d'un partenaire d'entraînement ou d'une communauté en ligne, peut vous aider à rester motivé, responsable et engagé dans votre parcours.

Ces faits scientifiques ne sont que quelques-uns parmi de nombreux autres qui soutiennent notre approche de transformation corporelle. En comprenant les mécanismes qui régissent notre corps, nous pouvons adopter des stratégies.

En combinant ces faits scientifiques avec des histoires inspirantes, des conseils pratiques et une approche personnalisée, nous sommes prêts à embarquer dans cette aventure de transformation corporelle. Préparez-vous à découvrir comment appliquer ces connaissances pour obtenir des résultats concrets et durables. Votre corps est sur le point de se transformer, et je suis là pour vous guider à chaque étape du chemin.

Préparez-vous à vivre une aventure passionnante, où vous découvrirez que la transformation est bien plus qu'une simple question de régime alimentaire. Elle concerne la connexion profonde entre votre esprit, votre corps et votre âme. Ensemble, nous allons ouvrir les portes de cette transformation et créer une nouvelle réalité où le bien-être absolu est à votre portée.
Attachez votre ceinture et préparez-vous à embarquer dans le paradis de la passion.

Chapitre 1 : Clé n°1 - Établir votre Vision et vos Objectifs

- ***Importance de définir une vision claire et des objectifs spécifiques pour votre transformation corporelle.***
- ***Conseils pour fixer des objectifs réalistes et motivants.***

Introduction :

Avant de vous lancer dans votre transformation physique, il est essentiel de définir une vision claire de ce que vous souhaitez accomplir et d'établir des objectifs concrets pour vous guider tout au long de votre parcours. Dans ce premier chapitre, nous allons explorer en détail la clé n°1 : établir votre vision et vos objectifs. Vous découvrirez comment cette étape cruciale peut vous motiver, vous donner un cap à suivre et vous aider à mesurer vos progrès. Préparez-vous à plonger dans cette partie essentielle de votre transformation !

1.1 : La puissance de la vision :

Nous allons mettre en évidence l'importance d'avoir une vision claire de votre transformation physique. Une vision solide agit comme un aimant, attirant votre engagement et votre détermination à atteindre vos objectifs.

Nous allons explorer en profondeur la puissance de la vision dans le processus de transformation corporelle. Vous découvrirez comment une vision claire et vivante peut influencer votre motivation, renforcer votre engagement et vous aider à surmonter les obstacles sur votre chemin vers un corps transformé. Voici quelques exemples pratiques pour vous aider à comprendre cette puissante clé.

1.2. Visualisez votre corps idéal : Prenez quelques instants pour vous imaginer dans votre corps idéal. Visualisez-vous en pleine forme, énergique et rayonnant de santé. Voyez-vous dans les vêtements que vous souhaitez porter et sentez la confiance et la satisfaction que cela vous procure. Utilisez tous vos sens pour rendre cette image mentale vivante et réaliste. Plus vous pouvez ressentir les émotions positives associées à cette vision, plus elle aura d'impact sur votre motivation.

Visualiser votre corps idéal est une étape puissante pour stimuler votre motivation et orienter vos actions vers la réalisation de vos objectifs de transformation physique. En fermant les yeux et en vous plongeant dans cette vision, vous pouvez créer une connexion profonde avec votre futur corps et ressentir les émotions positives qui y sont associées. Laissez-moi vous guider à travers ce processus inspirant en utilisant un exemple personnel.

Imaginez-vous debout devant un miroir, prêt à entreprendre votre voyage de transformation physique. Fermez les yeux et respirez profondément. Visualisez-vous avec une posture fière, une silhouette tonique et une aura de confiance rayonnante. Prenez conscience de la sensation de votre corps, de sa légèreté et de sa vitalité.

Maintenant, imaginez-vous dans une situation spécifique qui incarne votre corps idéal. Peut-être êtes-vous en train de faire une randonnée en pleine nature, de vous entraîner dans une salle de sport ou de danser avec joie lors d'une soirée entre amis. Ressentez la puissance de vos muscles en action, votre endurance et votre agilité. Connectez-vous avec l'énergie positive qui émane de vous dans cet état de santé optimale.

Maintenant, laissez-moi partager un exemple inspirant de transformation corporelle pour vous illustrer l'impact de la visualisation.

Prenons l'exemple de Karim, un homme déterminé à retrouver une bonne condition physique après une période de sédentarité et de mauvaises habitudes alimentaires. Karim se voyait comme quelqu'un qui manquait de vitalité et de confiance en lui. Cependant, il a décidé de changer sa vision de lui-même et de se voir comme un individu actif, en bonne santé et plein de vitalité.

Karim a commencé à intégrer la visualisation dans sa routine quotidienne. Chaque matin, avant de commencer sa journée, il prenait quelques minutes pour fermer les yeux et visualiser son corps idéal. Il se voyait en train de faire des exercices physiques, de cuisiner des repas sains et équilibrés, et de profiter de moments de détente et de bien-être. Il ressentait la force, la confiance et la satisfaction qui accompagnaient cette vision.

Au fil des semaines, Karim a remarqué que sa visualisation avait un impact significatif sur sa motivation et son engagement envers son plan de transformation. Il se sentait plus inspiré pour s'entraîner régulièrement, choisir des aliments nourrissants et adopter un mode de vie sain. La visualisation lui permettait de rester concentré sur son objectif, même lorsque des obstacles se présentaient sur son chemin.

Avec le temps, les visualisations de Karim sont devenues une réalité. Son corps a commencé à se transformer, sa condition physique s'est améliorée et sa confiance en lui a augmenté. En se connectant régulièrement à sa vision, il a pu maintenir sa motivation et persévérer malgré les défis rencontrés.

L'exemple de Karim démontre comment la visualisation peut être un outil puissant pour transformer votre corps et réaliser vos objectifs. En vous connectant à votre corps idéal à travers la visualisation, vous renforcez votre motivation, alignez vos actions et ouvrez la voie à la manifestation de votre vision dans la réalité.

Lorsque vous visualisez votre corps idéal, il est important d'approfondir cette expérience en utilisant tous vos sens. Imaginez la sensation de vos muscles travaillant de manière harmonieuse et puissante, la chaleur de votre peau lors d'un effort intense, la satisfaction d'une respiration profonde et régulière. En vous immergeant pleinement dans cette visualisation sensorielle, vous renforcez les connexions entre votre esprit et votre corps, créant ainsi une synergie positive.

Pour rendre cette visualisation encore plus inspirante, ajoutez des détails spécifiques. Imaginez-vous portant les vêtements que vous souhaitez, sentant la texture des tissus sur votre peau. Visualisez-vous en train de vous admirer dans le miroir, en ressentant la fierté et la satisfaction de voir votre corps transformé. Plus vous pouvez rendre cette image mentale vivante et réaliste, plus elle aura un impact sur votre motivation et votre engagement.

L'histoire de Karim est un exemple concret de la puissance de la visualisation dans la transformation physique. En créant une vision claire et en se connectant émotionnellement à cette vision, Karim a pu mobiliser son énergie et ses ressources internes pour réaliser des changements positifs dans son corps et dans sa vie. Vous aussi, en utilisant la visualisation de manière régulière et en y ajoutant des détails significatifs, vous pouvez vous connecter profondément avec votre corps idéal et activer les forces qui vous aideront à atteindre vos objectifs de transformation.

Dans les chapitres à venir, nous explorerons les autres clés essentielles de la transformation physique, en combinant des stratégies pratiques, des conseils scientifiquement fondés et des histoires inspirantes pour vous accompagner dans votre parcours vers un bien-être absolu. Préparez-vous à découvrir les moyens concrets de mettre en action votre vision et d'atteindre les résultats que vous désirez.

Fermez les yeux et imaginez-vous en train de faire une activité physique que vous aimez, comme courir sur une plage ou danser avec joie. Ressentez votre corps en mouvement, la sensation de vos muscles se renforcer, votre respiration régulière et profonde. Visualisez-vous en pleine forme et prenez conscience de l'énergie et de la vitalité qui émanent de vous.

1.3. Créez une image mentale vivante : Pour renforcer votre vision, créez une image mentale vivante de votre corps transformé. Utilisez les détails et les spécificités pour rendre l'image plus réelle. Imaginez les contours de votre corps, la définition de vos muscles, la texture de votre peau. Visualisez-vous en train de vous engager dans des activités physiques que vous aimez, profiter d'une alimentation saine et ressentir un bien-être général.

L'importance de créer une image mentale vivante de votre corps idéal. Lorsque vous pouvez visualiser votre transformation de manière détaillée et réaliste, cela renforce votre engagement et vous motive à prendre les mesures nécessaires pour atteindre cet état de bien-être absolu. Pour illustrer ce point, voici une histoire inspirante mettant en vedette le légendaire boxeur Mike Tyson.

Mike Tyson, connu comme l'un des plus grands boxeurs de tous les temps, avait une approche unique pour se préparer mentalement avant ses combats. Il comprenait l'importance de créer une image mentale vivante de ses victoires avant même de monter sur le ring.

Avant chaque combat, Mike Tyson s'isolait dans sa chambre d'hôtel, fermait les yeux et se transportait mentalement dans le futur. Il visualisait chaque détail de son combat : les mouvements rapides et précis, la foule en délire, l'adrénaline qui coulait dans ses veines. Il se voyait dominer son adversaire, l'envoyant au tapis avec des coups puissants et précis.

Plus important encore, Mike Tyson ressentait les émotions associées à sa victoire. Il éprouvait la confiance inébranlable, la satisfaction profonde et le sentiment d'accomplissement. Il s'immergeait complètement dans cette expérience mentale, permettant à son corps et à son esprit de s'aligner sur cette image de succès.

Cette pratique de visualisation de Mike Tyson n'était pas seulement une technique mentale. C'était une préparation complète de son être, du corps à l'esprit. En créant une image mentale vivante, il préparait son corps à réagir de manière instinctive et efficace lorsqu'il était sur le ring. Son cerveau avait déjà enregistré les mouvements, les schémas de frappe et les réponses automatiques nécessaires pour atteindre la victoire.

Cette histoire de Mike Tyson illustre l'importance de créer une image mentale vivante pour atteindre vos objectifs de transformation corporelle. Lorsque vous visualisez votre corps idéal avec des détails spécifiques, vous permettez à votre esprit et à votre corps de se préparer à l'action. Vous renforcez les connexions neuronales nécessaires pour adopter des comportements cohérents avec cette vision.

Appliquons maintenant cela à votre propre parcours de transformation. En vous inspirant de l'histoire de Mike Tyson, prenez le temps de créer une image mentale vivante de votre corps idéal. Fermez les yeux et imaginez-vous dans les moindres détails. Ressentez votre corps fort et énergisé, visualisez-vous en train de faire des activités physiques que vous aimez, et laissez-vous submerger par les émotions positives qui accompagnent cette vision.

N'oubliez pas que cette image mentale vivante doit être soutenue par des actions concrètes. Continuez à vous engager dans des exercices physiques réguliers, adoptez une alimentation équilibrée et prenez soin de votre bien-être global. En intégrant cette pratique de visualisation dans votre routine quotidienne et en la combinant avec des efforts réels, vous créerez une synergie puissante entre votre esprit et votre corps. Voici quelques étapes pratiques pour vous aider à développer une image mentale vivante :

1. Trouvez un endroit calme et confortable où vous pouvez vous détendre. Fermez les yeux et prenez quelques instants pour vous connecter avec votre respiration, en laissant les tensions du quotidien se dissiper.
2. Visualisez-vous dans votre corps idéal. Imaginez-vous debout devant un miroir, observez votre silhouette tonique, votre posture droite et confiante. Ressentez la vitalité et la légèreté de votre corps.
3. Ajoutez des détails spécifiques à votre visualisation. Imaginez-vous en train de faire des activités physiques que vous aimez, que ce soit courir, danser, pratiquer un sport ou faire du yoga. Visualisez chaque mouvement, chaque sensation dans votre corps pendant ces activités.
4. Ressentez les émotions positives associées à votre corps idéal. Imaginez-vous ressentir la fierté, la confiance et la satisfaction d'avoir atteint vos objectifs de transformation. Laissez ces émotions vous envahir et renforcer votre motivation.
5. Répétez cette visualisation régulièrement. Plus vous pratiquez cette visualisation, plus votre image mentale deviendra vivante et réaliste. Laissez-vous immerger dans cette expérience mentale et ressentez le lien profond entre votre esprit et votre corps.

En créant une image mentale vivante de votre corps idéal, vous préparez votre esprit et votre corps à travailler ensemble pour atteindre vos objectifs de transformation. Cette pratique renforce votre motivation, vous aide à rester concentré sur vos actions et vous donne une vision claire de votre réussite future.

Dans les prochains chapitres, nous explorerons les autres clés essentielles de la transformation physique, en fournissant des conseils pratiques, des histoires inspirantes et des informations scientifiques pour vous guider tout au long de votre parcours. Préparez-vous à plonger plus profondément dans la clé n°1, ainsi que dans les autres clés qui vous aideront à atteindre votre bien-être absolu.

Prenez un moment chaque jour pour vous asseoir dans un endroit calme et tranquille. Fermez les yeux et visualisez-vous dans votre corps transformé. Ajoutez des détails précis à cette image mentale, comme la couleur de vos yeux pétillants, la tonicité de vos muscles et l'éclat de votre peau. Imprégnez-vous de cette vision et ressentez la confiance et la joie que cela vous procure.

1.4. Utilisez votre vision comme un guide : Votre vision doit être plus qu'une simple image mentale. Elle doit être un guide pour vos actions quotidiennes. Utilisez votre vision pour prendre des décisions conscientes concernant votre alimentation, votre activité physique et votre style de vie. Lorsque vous êtes confronté à des choix, demandez-vous si cela vous rapproche ou vous éloigne de votre vision. En vous engageant à suivre votre vision, vous resterez motivé et aligné avec vos objectifs.

nous allons explorer en détail la puissance de créer une image mentale vivante de votre corps idéal. En utilisant des exemples concrets et des techniques pratiques, nous allons vous montrer comment cette pratique peut influencer votre motivation, votre confiance en vous et votre capacité à atteindre vos objectifs de transformation physique.
Lorsque vous créez une image mentale vivante de votre corps idéal, vous utilisez votre imagination pour construire une représentation claire et détaillée de ce que vous désirez réaliser. Cela va au-delà de simples pensées abstraites ou de rêves flous. Vous construisez une image mentale aussi vivante que possible, en engageant tous vos sens et en vous connectant émotionnellement à cette vision.
Pour commencer, trouvez un endroit calme où vous pouvez vous détendre et vous concentrer. Fermez les yeux et respirez profondément pour vous centrer sur l'instant présent. Visualisez-vous devant un miroir, en observant votre corps dans sa forme idéale. Imaginez chaque détail, chaque courbe, chaque tonus musculaire. Ressentez la texture de votre peau, la légèreté de votre démarche et la vitalité qui émane de vous.
Ensuite, ajoutez des détails spécifiques à votre visualisation. Imaginez-vous en train de faire des activités physiques que vous aimez, que ce soit courir, faire du yoga, nager ou soulever des poids. Visualisez chaque mouvement, chaque geste précis et puissant. Ressentez la force et l'endurance de votre corps pendant ces activités, ainsi que la satisfaction et la fierté qui en découlent.
Pour renforcer encore davantage votre visualisation, connectez-vous émotionnellement à votre corps idéal. Imaginez-vous ressentir une profonde confiance en vous, une estime de soi élevée et un sentiment de bien-être. Visualisez-vous en train d'interagir avec les autres, rayonnant de confiance et d'assurance. Ressentez l'énergie positive qui émane de vous et imprègne chaque aspect de votre vie.
Pour illustrer cette pratique, prenons l'exemple de Samira. Samira avait toujours rêvé d'avoir un corps sain et tonique, mais elle se sentait souvent découragée par ses tentatives précédentes pour perdre du poids. Cependant, elle a décidé de changer sa perspective et de commencer à utiliser la visualisation pour atteindre son objectif.
Chaque jour, Samira prenait quelques instants pour se détendre, fermer les yeux et créer une image mentale vivante de son corps idéal. Elle visualisait avec précision ses muscles toniques, sa silhouette élancée et sa peau éclatante de santé. Elle se voyait en train de pratiquer des exercices physiques avec facilité et plaisir, ressentant la joie et la satisfaction qui accompagnent une bonne condition physique.
En intégrant cette pratique de visualisation dans sa routine quotidienne, Samira a commencé à ressentir un changement profond. Elle était plus motivée pour s'entraîner régulièrement et adopter de saines habitudes alimentaires. La visual

Avant de prendre une décision alimentaire, demandez-vous si ce que vous vous apprêtez à manger vous rapproche de votre vision d'un corps transformé. Choisissez des aliments sains et nourrissants qui soutiennent votre vision plutôt que des options moins bénéfiques. De même, lorsque vous vous sentez tenté de sauter une séance d'entraînement, rappelez-vous comment cette activité contribue à votre vision globale et faites

- L'importance de visualiser votre corps idéal : Comment la visualisation peut renforcer votre motivation et stimuler votre engagement.
- Créer une image mentale vivante : Des techniques pour imaginer avec précision votre corps transformé et ressentir les émotions positives associées à cette vision.
- Définir des objectifs spécifiques : Comment être clair et précis dans la définition de vos objectifs.
- Rendre vos objectifs mesurables : L'importance de pouvoir évaluer vos progrès et ajuster votre plan en conséquence.
- S'assurer que vos objectifs sont atteignables : Comment établir des objectifs réalistes qui vous stimulent tout en restant réalisables.
- Relever des objectifs pertinents : L'alignement de vos objectifs avec votre vision et vos valeurs personnelles.
- Fixer des objectifs temporels : L'importance de définir des délais pour maintenir votre motivation et vous aider à rester concentré sur vos efforts.

Nous allons illustrer les concepts abordés en partageant des exemples concrets et des histoires inspirantes de personnes qui ont utilisé la clé n°1 pour transformer leur corps. Vous découvrirez comment ils ont utilisé leur vision et leurs objectifs pour surmonter les obstacles, maintenir leur motivation et atteindre des résultats remarquables.

- Sarah, qui a utilisé une vision claire de sa santé et de son bien-être pour perdre 20 kilos et retrouver sa confiance en elle.
- Mark, qui s'est fixé l'objectif de participer à un marathon et a utilisé cette vision pour adopter un mode de vie actif et sain.

L'histoire de Marie, une mère occupée qui a établi sa vision de devenir un modèle de santé pour ses enfants et a réussi à intégrer l'exercice physique et une alimentation équilibrée dans sa vie quotidienne chargée.

- L'histoire de Ahmed, qui a surmonté son manque de confiance en lui et a établi une vision claire de devenir un athlète compétitif. Grâce à des objectifs spécifiques et à une détermination sans faille, il a réussi à transformer son corps et à atteindre des performances sportives remarquables.

En partageant ces exemples et histoires inspirantes, vous comprendrez comment une vision claire et des objectifs bien définis peuvent vous propulser vers la réussite de votre transformation physique. Vous verrez que peu importe votre situation actuelle, vous avez le pouvoir de changer votre corps et d'atteindre des résultats exceptionnels.

Dans votre parcours de transformation corporelle, il est essentiel de fixer des objectifs clairs et motivants. Les objectifs agissent comme un guide, vous donnant une direction à suivre et vous aidant à rester concentré sur vos actions. Voici quelques conseils pour vous aider à fixer des objectifs réalistes et motivants :

1. Soyez spécifique : Au lieu de simplement dire "je veux perdre du poids", définissez un objectif précis comme "je veux perdre 5 kilos en 3 mois". La spécificité vous permet de mesurer votre progression et de vous concentrer sur des résultats tangibles.
2. Soyez réaliste : Fixez des objectifs réalisables en fonction de vos capacités et de votre mode de vie. Évitez de vous fixer des attentes trop élevées qui pourraient vous décourager. Un objectif réaliste vous permet de maintenir votre motivation et de célébrer les petites victoires en cours de route.
3. Établissez des délais : Fixez une date limite pour atteindre votre objectif. Cela vous donne un sentiment d'urgence et vous aide à rester concentré sur vos actions. Assurez-vous que le délai est réaliste et réalisable.
4. Divisez vos objectifs en étapes : Si votre objectif est ambitieux, divisez-le en sous-objectifs plus petits et atteignables. Cela rendra votre parcours plus gérable et vous permettra de mesurer votre progression de manière plus régulière.
5. Trouvez votre motivation intrinsèque : Identifiez les raisons profondes qui vous poussent à atteindre cet objectif. Est-ce pour améliorer votre santé, gagner en confiance en vous ou vous sentir mieux dans votre peau ? Trouver votre motivation intrinsèque vous aidera à rester engagé, même lorsque les obstacles se présentent.
6. Tenez compte des aspects non physiques : En plus des objectifs physiques, prenez en compte les aspects émotionnels et mentaux de votre bien-être. Fixez des objectifs liés à votre estime de soi, votre confiance en vous et votre équilibre émotionnel.
7. Faites preuve de flexibilité : Soyez prêt à ajuster vos objectifs en cours de route. Votre parcours de transformation peut être ponctué de défis et d'obstacles imprévus. Faites preuve de flexibilité et adaptez vos objectifs en fonction des circonstances, tout en maintenant votre vision globale intacte.

En suivant ces conseils pour fixer des objectifs réalistes et motivants, vous serez en mesure de tracer une voie claire vers votre transformation corporelle. Ces objectifs vous guideront tout au long de votre parcours et vous aideront à rester motivé et déterminé à atteindre votre bien-être absolu.

Conclusion : Dans ce premier chapitre, nous avons exploré la clé n°1 de la transformation physique : établir votre vision et vos objectifs. Vous avez appris comment une vision claire peut vous motiver et comment des objectifs SMART peuvent vous guider tout au long de votre parcours. En plus de cela, vous avez découvert des exemples inspirants et des histoires de personnes réelles qui ont utilisé cette clé pour transformer leur corps avec succès.

Maintenant, armé de votre vision personnelle et de vos objectifs bien définis, vous êtes prêt à avancer vers les prochains chapitres de cette aventure de transformation. Vous êtes sur le point de découvrir d'autres clés puissantes qui vous aideront à surmonter les défis, à adopter des habitudes saines et à atteindre le corps dont vous rêvez. Soyez prêt à vous engager pleinement dans votre transformation, car le voyage que vous allez entreprendre sera à la fois gratifiant et transformateur.

Chapitre 2 : Clé n°2 - Les Fondamentaux de l'Alimentation Saine

- ***Explication des principes de base d'une alimentation équilibrée et nourrissante.***
- ***Informations sur les macronutriments, micronutriments et l'importance de chaque groupe alimentaire.***

Dans ce chapitre, nous allons explorer les fondamentaux d'une alimentation saine et équilibrée. Comprendre ces principes de base vous permettra de faire des choix alimentaires éclairés et de nourrir votre corps de manière optimale. Nous aborderons les macronutriments, les micronutriments et l'importance de chaque groupe alimentaire.

Section 2.1 : Les macronutriments essentiels

Les macronutriments sont les nutriments dont notre corps a besoin en grande quantité pour fonctionner correctement. Ils comprennent les glucides, les lipides et les protéines. Voici une explication détaillée de chaque macronutriment :

1. Les glucides : Les glucides sont la principale source d'énergie de notre corps. Ils se trouvent dans des aliments tels que les céréales, les légumineuses, les fruits et les légumes. Les glucides peuvent être classés en deux catégories : les glucides simples (comme le sucre) et les glucides complexes (comme les grains entiers). Les glucides complexes fournissent une énergie durable et sont riches en fibres, ce qui favorise la satiété et la santé digestive.

   Sarah, une jeune athlète passionnée de course à pied, a appris l'importance des glucides dans son régime alimentaire. En augmentant sa consommation de glucides complexes, tels que les pâtes complètes et les patates douces, elle a constaté une amélioration significative de ses performances et de son endurance lors des courses.
2. Les lipides : Les lipides sont une source d'énergie concentrée et essentielle pour le bon fonctionnement de notre corps. Ils se trouvent dans des aliments tels que les avocats, les noix, les graines et les huiles végétales. Les lipides sont nécessaires pour absorber les vitamines liposolubles, protéger les organes et maintenir une peau saine. Il est important de choisir des lipides sains, comme les acides gras insaturés présents dans les poissons gras et les huiles végétales, tout en limitant les lipides saturés et les graisses .

   Alexandre, un passionné de cuisine, a découvert les bienfaits des lipides sains lorsqu'il a intégré les avocats et les noix dans son alimentation. Non seulement il a constaté une amélioration de sa santé cardiovasculaire, mais il a également remarqué une amélioration de la saveur et de la texture de ses plats.

3. Les protéines : Les protéines sont les éléments constitutifs de nos muscles, de nos os, de notre peau et de nombreux autres tissus de notre corps. Elles se trouvent dans des aliments tels que la viande, le poisson, les produits laitiers, les légumineuses et les noix. Les protéines sont essentielles pour la réparation et la croissance des tissus, ainsi que pour la production d'enzymes et d'hormones.

Marie, une passionnée de remise en forme, a commencé à inclure davantage de prot éines dans son alimentation après avoir constaté une perte de tonus musculaire. Elle a augmenté sa consommation de poulet, de poisson et de légumineuses, ce qui lui a permis de développer sa masse musculaire, d'améliorer sa force et de retrouver une silhouette plus tonique.

Section 2.2 : Les micronutriments essentiels

En plus des macronutriments, notre corps a besoin de micronutriments en plus petites quantités pour rester en bonne santé. Les micronutriments comprennent les vitamines et les minéraux. Voici quelques exemples de leur importance :

1. Les vitamines : Les vitamines sont des composés organiques essentiels à la régulation des processus biochimiques de notre corps. Chaque vitamine joue un rôle spécifique dans notre santé. Par exemple, la vitamine C renforce notre système immunitaire, la vitamine D favorise l'absorption du calcium et la vitamine E est un antioxydant puissant. Les vitamines se trouvent dans une variété d'aliments, notamment les fruits, les légumes, les produits laitiers et les céréales complètes.

Ahmed, un jeune homme soucieux de sa santé, a introduit une plus grande variété de fruits et de légumes dans son alimentation pour augmenter son apport en vitamines. Il a remarqué une amélioration significative de sa peau, de son niveau d'énergie et de sa résistance aux maladies.

2. Les minéraux : Les minéraux sont des éléments inorganiques essentiels à de nombreuses fonctions de notre corps, notamment la construction des os, la régulation de l'équilibre hydrique et la transmission des signaux nerveux. Les minéraux couramment connus comprennent le calcium, le magnésium, le fer et le zinc. Ils se trouvent dans divers aliments, tels que les produits laitiers, les légumes verts, les légumineuses et les fruits de mer.

Fatima, une femme enceinte, a été conseillée par son médecin d'augmenter son apport en fer pour soutenir sa santé et celle de son bébé. En incluant des aliments riches en fer, comme les épinards et les lentilles, dans son régime alimentaire, elle a constaté une amélioration de sa vitalité et une réduction de sa fatigue.

Section 2.3 : L'importance de chaque groupe alimentaire

En plus des macronutriments et des micronutriments, il est essentiel de comprendre l'importance de chaque groupe alimentaire dans une alimentation équilibrée. Voici un aperçu des différents groupes alimentaires et de leur contribution à une santé optimale :

1. Les fruits et les légumes : Les fruits et les légumes sont riches en vitamines, minéraux, fibres et antioxydants. Ils fournissent des nutriments essentiels pour maintenir un système immunitaire fort, soutenir la santé cardiaque et favoriser une digestion saine.

   Rachid, un père de famille, a introduit une variété de fruits et et légumes dans l'alimentation de sa famille après avoir réalisé l'importance de ces aliments pour une santé optimale. Il a créé un jardin potager dans son jardin, ce qui a permis à ses enfants de développer une passion pour les légumes frais et de comprendre l'importance de manger des aliments colorés et nutritifs.

2. Les céréales complètes : Les céréales complètes, telles que le riz brun, l'avoine, le quinoa et le blé entier, sont riches en fibres, en vitamines B et en minéraux. Elles fournissent une énergie durable, favorisent la satiété et soutiennent la santé digestive.

   Karim, un athlète professionnel, a intégré des céréales complètes dans son alimentation quotidienne pour optimiser ses performances sportives. Grâce à une consommation régulière de quinoa et de pain complet, il a constaté une augmentation de son endurance et une meilleure récupération après l'effort.

3. Les sources de protéines maigres : Les sources de protéines maigres, comme la viande maigre, le poisson, les œufs, les produits laitiers faibles en matières grasses et les légumineuses, fournissent les acides aminés essentiels nécessaires à la construction et à la réparation des tissus corporels.

   Nadia, une végétarienne, a exploré différentes sources de protéines végétales, telles que le tofu, les lentilles et les noix, pour s'assurer d'un apport adéquat en protéines. Elle a constaté une amélioration de sa force musculaire et de sa santé globale en incorporant ces sources végétales dans son alimentation.

4. Les matières grasses saines : Les matières grasses saines, telles que les avocats, les noix, les graines et les huiles végétales, fournissent des acides gras essentiels, des vitamines liposolubles et des antioxydants. Elles contribuent à la santé cardiovasculaire, à la satiété et à la santé de la peau.

   Sofia, une passionnée de cuisine, a commencé à utiliser des huiles végétales saines, comme l'huile d'olive et l'huile de coco, dans ses recettes. Elle a non seulement découvert de nouvelles saveurs, mais a également constaté une amélioration de sa digestion et une réduction des inflammations cutanées.

   En comprenant l'importance de chaque groupe alimentaire et en les intégrant dans votre alimentation quotidienne, vous serez en mesure de nourrir votre corps de manière équilibrée et nourrissante. Ces fondamentaux de l'alimentation saine vous aideront à optimiser votre bien-être et à progresser vers votre transformation corporelle.

En conclusion, ce chapitre a exploré les principes fondamentaux d'une alimentation saine en se basant sur des connaissances scientifiques solides. Nous avons découvert l'importance de comprendre les macronutriments et les micronutriments, ainsi que le rôle essentiel de chaque groupe alimentaire dans notre santé et notre bien-être.

En comprenant les bases de l'alimentation saine, vous pouvez prendre des décisions éclairées pour nourrir votre corps de manière équilibrée et nutritive. Les glucides complexes, les lipides sains, les protéines de qualité et une variété de vitamines et de minéraux sont tous nécessaires pour soutenir les fonctions vitales de votre corps.

En intégrant ces principes dans votre alimentation quotidienne, vous pouvez optimiser votre énergie, votre digestion, votre fonctionnement cellulaire, votre santé cardiovasculaire, votre santé musculaire et bien plus encore. L'alimentation saine n'est pas seulement une question de restrictions, mais plutôt de choisir des aliments nourrissants et bénéfiques pour votre corps.

Dans le prochain chapitre, nous explorerons davantage les clés pour une transformation corporelle réussie, en nous concentrant sur d'autres aspects importants tels que l'activité physique, la gestion du stress et le soutien émotionnel. En combinant une alimentation saine avec ces éléments clés, vous serez sur la voie d'un bien-être absolu et d'une transformation positive de votre corps.

N'oubliez pas que chaque personne est unique, et il est important d'adapter ces principes à vos propres besoins et objectifs. Continuez à explorer, à expérimenter et à vous engager dans votre propre voyage vers une alimentation saine et équilibrée. Votre corps et votre bien-être en seront récompensés.

Chapitre 3 : Clé n°3 -Les Clés de la Gestion des Portions

- ***Techniques pour contrôler les portions et éviter la suralimentation.***
- ***Conseils pour manger consciemment et développer une relation saine avec la nourriture.***

La clé de la gestion des portions est essentielle pour maintenir un équilibre calorique et atteindre vos objectifs de transformation corporelle. Dans ce chapitre, nous explorerons les stratégies scientifiques pour contrôler les portions et développer une relation saine avec la nourriture.

3.1 : Techniques pour contrôler les portions :

Nous découvrirons des techniques efficaces pour contrôler les portions et éviter la suralimentation. Voici quelques approches scientifiques que vous pouvez adopter :

1. Mesurez vos portions : Utilisez des ustensiles de mesure, tels que des tasses et des cuillères graduées, pour vous assurer de respecter les portions recommandées. Cela vous permettra d'avoir une idée précise de la quantité de nourriture que vous consommez.
2. Utilisez des assiettes plus petites : Des études scientifiques ont montré que manger dans des assiettes plus petites peut vous aider à réduire votre consommation alimentaire. Optez pour des assiettes de taille raisonnable afin de contrôler visuellement vos portions.
3. Pratiquez la méthode du demi-plateau : Divisez votre assiette en deux moitiés virtuelles. Remplissez une moitié avec des légumes et des salades, et réservez l'autre moitié pour les protéines et les glucides. Cela vous permettra d'équilibrer vos repas et de contrôler la quantité de chaque groupe alimentaire que vous consommez.

Lorsque j'ai commencé mon voyage de transformation corporelle, je me suis rendu compte que je devais apprendre à contrôler mes portions pour maintenir un équilibre calorique adéquat. Voici quelques techniques que j'ai utilisées avec succès :

1. Mesurer les portions : J'ai commencé à mesurer mes aliments à l'aide de cuillères et de tasses graduées pour avoir une idée précise de la quantité que je consommais. Par exemple, je mesurais une portion de riz en utilisant une tasse graduée, ce qui m'a aidé à contrôler la quantité que je servais dans mon assiette.
2. Utiliser une assiette plus petite : J'ai opté pour une assiette de taille plus petite pour mes repas. Cela m'a permis de visualiser des portions raisonnables et d'éviter de trop manger. Une astuce que j'ai trouvée utile était de remplir la moitié de mon assiette avec des légumes et de réserver l'autre moitié pour les protéines et les glucides.
3. Pratiquer la conscience alimentaire : J'ai appris à manger consciemment en prenant le temps de savourer chaque bouchée et de m'écouter attentivement. J'ai ralenti mon rythme de repas, en mâchant bien les aliments et en appréciant pleinement les saveurs. Cela m'a permis de ressentir plus rapidement la satiété et d'éviter de trop manger.
4. Écouter les signaux de faim et de satiété : J'ai appris à être à l'écoute de mon corps et à respecter les signaux de faim et de satiété. J'ai mangé lorsque j'avais faim et je me suis arrêté lorsque je me sentais rassasié, même s'il restait de la nourriture dans mon assiette. Cette pratique m'a aidé à éviter la suralimentation et à maintenir un équilibre calorique adéquat.

En utilisant ces techniques, j'ai pu contrôler mes portions de manière efficace et atteindre mes objectifs de transformation corporelle. Cependant, il est important de noter que chaque personne est unique, et il est essentiel d'adapter ces techniques à vos propres besoins et préférences.

En conclusion, les techniques pour contrôler les portions sont des outils précieux pour maintenir un équilibre calorique et atteindre vos objectifs de transformation corporelle. En appliquant ces méthodes à votre propre routine alimentaire, vous serez en mesure de contrôler vos portions de manière efficace et de favoriser un équilibre nutritionnel optimal pour votre corps.

3.2 : Manger consciemment :

Dans ce sous-chapitre, nous aborderons l'importance de manger consciemment et de développer une relation saine avec la nourriture. Voici quelques stratégies scientifiques pour vous aider à adopter une approche consciente de vos repas :

La pleine conscience alimentaire consiste à être pleinement présent et conscient pendant les repas. Voici quelques stratégies pour pratiquer la pleine conscience alimentaire :

1. Éliminer les distractions : Évitez les distractions telles que la télévision, les téléphones portables ou les ordinateurs pendant les repas. Ces distractions nous empêchent de nous concentrer sur nos repas et nous incitent souvent à manger plus que nécessaire.
2. Prendre le temps de savourer : Accordez-vous suffisamment de temps pour savourer chaque bouchée de nourriture. Prenez conscience des textures, des saveurs et des arômes. Mâchez lentement et appréciez pleinement chaque aspect de votre repas.
3. Être attentif aux signaux de satiété : Soyez à l'écoute de votre corps et identifiez les signaux de satiété. Arrêtez-vous de manger lorsque vous vous sentez rassasié, même s'il reste de la nourriture dans votre assiette. Écoutez votre corps et respectez ses signaux de faim et de satiété.

3.3 : Développer une relation saine avec la nourriture :

Dans ce dernier sous-chapitre, nous explorerons les conseils pour développer une relation saine avec la nourriture. Il est essentiel d'avoir une approche équilibrée et positive envers les aliments que nous consommons. Voici quelques conseils scientifiquement soutenus pour développer une relation saine avec la nourriture :

L'alimentation est souvent liée à nos émotions, et il est essentiel d'apprendre à gérer ces émotions de manière saine et constructive. Voici quelques stratégies pour gérer les émotions liées à l'alimentation :

1. Pratiquer l'auto-observation : Prenez conscience de vos émotions et des déclencheurs émotionnels qui peuvent vous pousser à manger de manière excessive ou malsaine. Notez vos émotions dans un journal alimentaire pour mieux comprendre les schémas émotionnels qui influencent votre alimentation.
2. Trouver des alternatives saines : Au lieu de vous tourner vers la nourriture en cas de stress ou d'ennui, explorez des alternatives saines pour gérer vos émotions. Essayez des techniques de relaxation, comme la méditation ou le yoga, qui peuvent vous aider à calmer votre esprit et à réduire l'anxiété.
3. Chercher un soutien social : Trouvez des personnes de confiance avec qui vous pouvez partager vos émotions et vos défis en matière d'alimentation. Le soutien social peut jouer un rôle important dans la gestion des émotions liées à l'alimentation. Rejoignez des groupes de soutien, consultez un professionnel de la santé ou parlez à des amis proches ou à votre famille.
4. Adopter des stratégies de gestion du stress : Le stress peut souvent conduire à des comportements alimentaires émotionnels. Explorez des stratégies de gestion du stress telles que l'exercice physique, la relaxation, la respiration profonde ou l'écriture pour soulager les tensions et réduire la tendance à se tourner vers la nourriture en cas de stress.

En développant une conscience alimentaire et en apprenant à gérer les émotions liées à l'alimentation, vous pourrez mieux comprendre vos habitudes alimentaires et prendre des décisions plus éclairées. Cela vous permettra de maintenir une relation saine et équilibrée avec la nourriture, en favorisant une alimentation consciente et nutritive.

Permettez-moi de vous raconter l'histoire inspirante de Lisa, une femme déterminée à adopter une alimentation consciente et à développer une relation saine avec la nourriture. Lisa avait passé de nombreuses années à lutter avec son poids et à se sentir frustrée par ses habitudes alimentaires. Elle avait tendance à manger rapidement et sans vraiment prêter attention à ce qu'elle consommait.

Un jour, Lisa a décidé de changer sa façon de manger. Elle a commencé par pratiquer la pleine conscience alimentaire. Elle s'est assise à table sans distractions, a pris de petites bouchées et a savouré chaque moment. Elle a pris le temps de vraiment goûter et d'apprécier chaque aliment qu'elle mettait dans sa bouche. Lisa a été surprise de la quantité de saveurs et de textures qu'elle découvrait.

En pratiquant la pleine conscience alimentaire, Lisa a également appris à écouter les signaux de son corps. Elle a identifié quand elle était réellement rassasiée, et elle a cessé de manger à ce moment-là, même si cela signifiait laisser de la nourriture dans son assiette. Elle a commencé à développer une relation plus saine avec la nourriture, en la voyant comme une source de nourriture et de plaisir plutôt que comme une échappatoire émotionnelle.

Au fil du temps, Lisa a remarqué des changements positifs dans son corps et dans sa relation avec la nourriture. Elle a perdu du poids de manière progressive et durable, tout en se sentant plus énergique et en meilleure santé. Elle a appris à gérer ses émotions autrement, en trouvant des alternatives saines pour faire face au stress et à l'ennui.

Conclusion :

En concluant ce chapitre sur les clés de la gestion des portions et de l'alimentation consciente, nous comprenons l'importance de ces aspects pour atteindre nos objectifs de transformation corporelle et de bien-être global. La gestion des portions nous permet de contrôler notre apport calorique et d'éviter la suralimentation, tandis que la pratique de la pleine conscience alimentaire nous permet de développer une relation saine avec la nourriture.

En intégrant ces clés dans notre quotidien, nous pouvons progressivement transformer notre façon de manger, en privilégiant une alimentation équilibrée et nourrissante. Nous devenons plus conscients de nos choix alimentaires, écoutons les signaux de notre corps et apprécions pleinement chaque bouchée. Cela nous permet non seulement d'atteindre nos objectifs de perte de poids, mais aussi de cultiver une relation saine avec la nourriture, basée sur le respect et le plaisir.

Dans le prochain chapitre, nous explorerons la clé n°4, qui nous plongera dans le choix Alimentaires Intelligents et de son impact sur notre corps et notre bien-être. Préparez-vous à découvrir comment le mouvement peut compléter notre alimentation saine et nous aider à atteindre une transformation corporelle totale.

Chapitre 4 : Clé n°4 -Choix Alimentaires Intelligents

- ***Exploration des aliments bénéfiques pour la santé et la transformation corporelle.***
- ***Guide pour faire des choix éclairés au supermarché et lors des repas au restaurant.***

Introduction:

Dans ce chapitre, nous aborderons la clé n°4 essentielle pour votre transformation corporelle et votre bien-être : les choix alimentaires intelligents. Nous explorerons les aliments bénéfiques pour la santé et la transformation corporelle, et nous vous fournirons un guide pratique pour prendre des décisions éclairées au supermarché et lors des repas au restaurant. En apprenant à faire des choix alimentaires intelligents, vous pourrez nourrir votre corps de manière optimale et soutenir votre objectif de transformation corporelle.

4.1. Aliments bénéfiques pour la santé :

Nous allons vous présenter une liste d'aliments bénéfiques pour la santé et la transformation corporelle. Nous explorerons les aliments riches en nutriments essentiels tels que les légumes, les fruits, les céréales complètes, les protéines maigres et les graisses saines. Nous discuterons des bienfaits de ces aliments pour votre santé globale, votre énergie et votre composition corporelle. De plus, nous vous donnerons des idées de recettes et des astuces pour intégrer ces aliments bénéfiques dans votre alimentation quotidienne.

L'un des aliments bénéfiques que nous recommandons est l'avocat. L'avocat est riche en graisses saines, en fibres et en vitamines. Il peut aider à réduire le cholestérol, à favoriser la satiété et à améliorer la santé du cœur. Vous pouvez l'incorporer dans vos salades, vos smoothies ou l'utiliser comme substitut sain de la mayonnaise sur vos sandwichs.

4.2. Guide pour faire des choix éclairés au supermarché :

Lorsque vous faites vos courses au supermarché, il est important d'être conscient des choix que vous faites. Dans ce sous-chapitre, nous vous donnerons un guide pratique pour vous aider à faire des choix éclairés. Nous discuterons des étiquettes nutritionnelles, des pièges à éviter, des astuces pour une lecture rapide et efficace des étiquettes, et des stratégies pour éviter les aliments transformés et préférez les aliments frais et non transformés.

Lorsque vous choisissez des produits emballés, vérifiez les étiquettes nutritionnelles pour connaître la quantité de sucre, de gras saturés et de sodium qu'ils contiennent. Optez pour des aliments avec des valeurs plus faibles dans ces catégories. Par exemple, préférez les céréales à grains entiers avec une teneur réduite en sucre et les sauces à salade sans gras ajouté.

4.3.Faire des choix intelligents lors des repas au restaurant :

Manger au restaurant peut être un défi pour ceux qui cherchent à maintenir une alimentation saine. Dans ce sous-chapitre, nous vous donnerons des conseils pratiques pour faire des choix intelligents lors des repas au restaurant. Nous aborderons des sujets tels que la planification à l'avance, la lecture attentive du menu, la sélection des options les plus saines, les portions contrôlées et la gestion des tentations. Nous vous fournirons également des conseils pour profiter de votre repas sans compromettre vos objectifs de transformation corporelle.

Laissez-moi vous raconter l'histoire inspirante de Sarah. Sarah était passionnée de voyages et aimait découvrir de nouvelles cultures et cuisines à travers le monde. Cependant, elle avait du mal à maintenir une alimentation saine lorsqu'elle était au restaurant. Un jour, elle décida de changer ses habitudes et de faire des choix plus intelligents lors de ses repas au restaurant.

Lorsqu'elle voyageait, Sarah commençait par faire des recherches sur les restaurants locaux et leurs options saines. Elle consultait les menus en ligne pour repérer les plats équilibrés et faibles en calories. Lorsqu'elle arrivait au restaurant, elle faisait des choix intelligents en optant pour des plats à base de légumes, de protéines maigres et de grains entiers. Elle demandait également à ce que les sauces et les assaisonnements soient servis à part, afin de contrôler sa consommation.

Sarah découvrit qu'en faisant des choix intelligents et en s'autorisant parfois des petites indulgences modérées, elle pouvait profiter de ses repas au restaurant tout en maintenant sa transformation corporelle. Cette expérience lui a montré qu'il est possible de manger sainement même en dehors de chez soi, en faisant preuve de planification, de discernement et de maîtrise de soi.

Permettez-moi de vous raconter l'histoire inspirante de John. John était un homme d'affaires occupé qui avait toujours du mal à faire des choix alimentaires sains en raison de son emploi du temps chargé. Il se retrouvait souvent à opter pour des repas rapides et peu nutritifs, ce qui nuisait à sa santé et à sa transformation corporelle.

Un jour, John a décidé de prendre les choses en main et de mettre en pratique les principes des choix alimentaires intelligents. Il a commencé par planifier ses repas à l'avance et préparer des collations saines qu'il pouvait emporter avec lui. Au lieu de se rendre au fast-food le plus proche, il a découvert des restaurants locaux qui proposaient des options saines et équilibrées.

John a également appris à lire attentivement les étiquettes nutritionnelles des aliments emballés qu'il achetait au supermarché. Il a évité les produits transformés riches en sucres ajoutés, en gras saturés et en sodium, et a préféré les aliments frais et non transformés.

Au fil du temps, John a constaté une amélioration significative de sa santé et de son bien-être. Il a perdu du poids, gagné en énergie et a commencé à se sentir mieux dans sa peau. Ses choix alimentaires intelligents sont devenus une seconde nature, et il a même inspiré ses collègues et amis à faire de meilleurs choix pour leur santé également.

Conclusion:

Dans ce chapitre, nous avons exploré la clé n°4 des choix alimentaires intelligents, en mettant l'accent sur les aliments bénéfiques pour la santé et la transformation corporelle, ainsi que sur les stratégies pour faire des choix éclairés au supermarché et lors des repas au restaurant. Nous avons découvert l'importance de privilégier des aliments riches en nutriments essentiels tels que les légumes, les fruits, les céréales complètes, les protéines maigres et les graisses saines.

En apprenant à faire des choix alimentaires intelligents, vous pouvez nourrir votre corps de manière optimale, soutenir votre transformation corporelle et améliorer votre bien-être global. Que ce soit en planifiant à l'avance vos repas, en lisant attentivement les étiquettes nutritionnelles ou en faisant des choix éclairés au restaurant, chaque décision que vous prenez en matière d'alimentation compte.

Nous vous encourageons à mettre en pratique les conseils et les stratégies partagés dans ce chapitre. Adoptez une approche consciente et réfléchie envers votre alimentation, en choisissant des aliments qui vous nourrissent, vous soutiennent dans votre transformation corporelle et contribuent à votre bien-être global.

En suivant les clés précédentes, vous avez déjà jeté les bases d'une transformation corporelle réussie. Avec les choix alimentaires intelligents, vous allez renforcer ces bases et avancer vers des résultats encore plus extraordinaires. Soyez fier(e) de votre engagement envers votre santé et votre bien-être, et continuez à vous donner les moyens de réussir.

Dans le prochain chapitre, nous aborderons la clé n°5 - Stratégies de Planification des Repas. Nous explorerons comment l'exercice régulier peut soutenir votre transformation corporelle et votre bien-être, et nous vous donnerons des conseils pratiques pour intégrer l'activité physique dans votre vie quotidienne.

Continuez votre parcours vers une transformation corporelle positive et un bien-être absolu. Vous êtes sur la bonne voie pour atteindre vos objectifs et vivre la vie saine et épanouissante que vous méritez.

Chapitre 5 : Clé n°5 -Stratégies de Planification des Repas

- ***Méthodes pour planifier efficacement les repas en fonction de vos objectifs et de votre style de vie.***
- ***Astuces pour la préparation des repas en avance et la gestion du temps.***

Introduction:

Bienvenue dans le chapitre 5 de notre livre, consacré aux stratégies de planification des repas. Dans ce chapitre, nous allons explorer l'importance de la planification des repas et vous fournir des méthodes pratiques pour planifier efficacement vos repas en fonction de vos objectifs de transformation corporelle et de votre style de vie. Nous aborderons également des astuces pour la préparation des repas en avance et la gestion du temps, afin de faciliter l'adoption d'une alimentation saine et équilibrée.

5.1. Définir vos objectifs de planification des repas :

Pour commencer, il est essentiel de définir vos objectifs de planification des repas. Que ce soit pour perdre du poids, gagner en énergie ou simplement adopter une alimentation plus saine, avoir des objectifs clairs vous aidera à orienter vos choix alimentaires et à rester motivé(e) tout au long de votre parcours de transformation corporelle.

Marie souhaitait perdre du poids et améliorer son bien-être général. Elle a décidé de se fixer comme objectif de planifier ses repas pour la semaine à l'avance, en veillant à inclure une variété d'aliments nutritifs et équilibrés dans ses repas. Grâce à cette planification, Marie a pu contrôler sa consommation alimentaire, éviter les tentations et progresser vers ses objectifs de perte de poids de manière régulière et soutenue.

5.2. Méthodes de planification des repas :

Dans ce sous-chapitre, nous allons explorer différentes méthodes de planification des repas qui peuvent s'adapter à votre style de vie et à vos préférences personnelles. Que vous préfériez planifier vos repas pour la semaine entière ou pour quelques jours à la fois, il existe des approches flexibles et pratiques pour vous aider à organiser vos repas de manière efficace.

Jennifer, une femme occupée avec un emploi à temps plein, a adopté une méthode de planification des repas basée sur le batch cooking. Chaque dimanche, elle consacre quelques heures à la préparation des repas de la semaine. Elle cuisine en grande quantité et divise ses repas dans des contenants individuels, prêts à être réchauffés et consommés tout au long de la semaine. Grâce à cette méthode, Jennifer gagne du temps en semaine, évite les choix alimentaires impulsifs et reste fidèle à ses objectifs de transformation corporelle.

5.3. Astuces pour la préparation des repas en avance et la gestion du temps :

Dans ce dernier sous-chapitre, nous partagerons des astuces pratiques pour vous aider à préparer vos repas en avance et à gérer votre temps de manière efficace. Vous apprendrez comment organiser votre liste de courses, optimiser votre temps de préparation et stocker vos repas pour qu'ils restent frais et savoureux tout au long de la semaine.

Des études scientifiques ont montré que la préparation des repas en avance est associée à de nombreux avantages pour la santé. Une étude publiée dans le Journal of the Academy of Nutrition and Dietetics a révélé que les personnes qui planifient leurs repas à l'avance ont tendance à consommer des repas plus sains, à avoir une meilleure qualité nutritionnelle dans leur alimentation et à maintenir un poids corporel plus stable. La planification des repas permet de contrôler les portions, d'éviter les choix alimentaires impulsifs et de favoriser la consommation d'aliments nutritifs.

Conclusion:

La planification des repas est un outil puissant dans votre parcours de transformation corporelle. En définissant vos objectifs de planification, en adoptant des méthodes adaptées à votre style de vie et en utilisant des astuces pratiques pour la préparation des repas en avance, vous pouvez créer un environnement alimentaire favorable à votre bien-être et à vos objectifs de santé.

Que vous choisissiez de planifier vos repas pour la semaine entière, pour quelques jours à la fois ou même pour une seule journée, l'important est d'adopter une approche qui vous convient et qui vous permet de maintenir une alimentation équilibrée et nourrissante.

Continuez à explorer les différentes stratégies de planification des repas, expérimentez ce qui fonctionne le mieux pour vous et adaptez votre approche en fonction de vos besoins et de vos préférences. La clé de la réussite réside dans la préparation, l'organisation et la constance.

Dans le prochain chapitre, nous aborderons la clé n°6 - La Puissance de l'Hydratation et des Suppléments.

Continuez votre voyage vers un corps transformé et un bien-être absolu. Vous êtes sur la voie du succès et chaque étape que vous faites-vous rapproche un peu plus de la meilleure version de vous-même.

Chapitre 6 : Clé n°6 -La Puissance de l'Hydratation et des Suppléments

- ***Importance de l'hydratation pour la santé et la perte de poids.***
- ***Informations sur les suppléments nutritionnels bénéfiques et leur rôle dans la transformation corporelle***

Introduction:

Bienvenue dans le chapitre 6 de notre livre, consacré à la puissance de l'hydratation et des suppléments dans votre parcours de transformation corporelle. Dans ce chapitre, nous explorerons l'importance de rester hydraté(e) pour maintenir une santé optimale et favoriser la perte de poids. Nous aborderons également le rôle des suppléments nutritionnels dans la transformation corporelle et comment ils peuvent compléter une alimentation saine.

6.1. L'importance de l'hydratation :

Nous mettrons en évidence l'importance de l'hydratation pour votre santé et votre bien-être général. Nous expliquerons comment l'eau joue un rôle essentiel dans le fonctionnement optimal de votre corps et comment elle peut influencer votre capacité à perdre du poids.

Nous partagerons des méthodes pratiques pour vous aider à maintenir une hydratation adéquate, telles que le suivi de votre consommation d'eau, l'utilisation de bouteilles d'eau réutilisables, et la création d'une routine quotidienne pour vous rappeler de boire régulièrement.

L'hydratation est essentielle pour maintenir une bonne santé et favoriser la perte de poids. Elle joue un rôle crucial dans de nombreuses fonctions biologiques et physiologiques de notre corps. Jetons un coup d'œil à certains des aspects scientifiques qui soutiennent l'importance de l'hydratation :

1. Équilibre hydrique et fonctionnement cellulaire : Notre corps est composé d'environ 60% d'eau, et chaque cellule en a besoin pour fonctionner correctement. L'eau est essentielle pour le transport des nutriments, l'élimination des déchets, la régulation de la température corporelle, et maintenir l'équilibre hydrique global.
2. Métabolisme et digestion : L'hydratation adéquate est nécessaire pour maintenir un métabolisme optimal. L'eau joue un rôle dans la digestion des aliments, l'absorption des nutriments et l'élimination des toxines du corps. Elle aide également à prévenir la constipation en favorisant le bon fonctionnement du système digestif.
3. Performance physique : Une hydratation adéquate est cruciale pour maintenir des performances physiques optimales. Pendant l'exercice, la déshydratation peut entraîner une diminution de la force, de l'endurance et de la capacité à se concentrer. Il est important de rester hydraté(e) avant, pendant et après l'activité physique pour éviter la fatigue et les blessures.
4. Contrôle de l'appétit : Parfois, la soif est confondue avec la faim, ce qui peut conduire à une suralimentation. Boire suffisamment d'eau peut aider à réguler l'appétit en vous aidant à vous sentir rassasié(e) et en réduisant les envies de nourriture.

5. Élimination des toxines : L'eau joue un rôle crucial dans l'élimination des toxines du corps, en particulier par le biais des reins. Une hydratation adéquate permet de maintenir un bon fonctionnement des reins, qui filtrent les déchets et les toxines du sang pour les éliminer par l'urine.

Il est recommandé de boire environ 2 à 3 litres d'eau par jour, en fonction des besoins individuels et des facteurs tels que l'activité physique, le climat et la santé générale. Cependant, il est important de noter que les besoins en hydratation peuvent varier d'une personne à l'autre, il est donc important de se fier à sa soif comme indicateur principal.

En adoptant une approche scientifique de l'hydratation, vous pouvez optimiser votre bien-être et favoriser votre transformation corporelle de manière efficace. N'oubliez pas de toujours garder une bouteille d'eau à portée de main, de boire régulièrement tout au long de la journée, et d'écouter les signaux de votre corps pour maintenir une hydratation adéquate.

Dans le prochain sous-chapitre, nous explorerons le rôle des suppléments nutritionnels dans votre parcours de transformation corporelle, en mettant l'accent sur les choix éclairés et les bénéfices

Prenons l'exemple de Thomas, qui avait du mal à perdre du poids malgré ses efforts en matière de régime alimentaire et d'exercice. Lorsqu'il a commencé à se concentrer sur son hydratation en buvant suffisamment d'eau tout au long de la journée, il a remarqué une amélioration significative de ses niveaux d'énergie, une meilleure digestion et une augmentation de son métabolisme. Grâce à une hydratation adéquate, Thomas a pu atteindre ses objectifs de perte de poids de manière plus efficace.

6.2. Les suppléments nutritionnels bénéfiques :

Nous explorerons le rôle des suppléments nutritionnels dans la transformation corporelle. Nous vous fournirons des informations sur les types de suppléments qui peuvent être bénéfiques, tels que les compléments de vitamines et de minéraux, les acides aminés, les oméga-3 et les probiotiques.

Nous discuterons des différentes façons d'incorporer des suppléments nutritionnels dans votre routine, en soulignant l'importance de consulter un professionnel de la santé avant de commencer tout nouveau supplément. Nous aborderons également les avantages potentiels de certains suppléments en fonction de vos objectifs de transformation corporelle.

Lorsqu'il s'agit de la transformation corporelle, les suppléments nutritionnels peuvent être un complément utile à une alimentation équilibrée. Voici quelques points clés qui mettent en évidence l'importance et les avantages des suppléments nutritionnels :

1. Complémentation des nutriments : Les suppléments peuvent aider à combler les lacunes nutritionnelles qui pourraient exister dans notre alimentation quotidienne. Ils peuvent fournir des vitamines, des minéraux, des acides aminés et d'autres composés essentiels qui peuvent être insuffisamment présents dans notre alimentation régulière.
2. Soutien de la performance physique : Certains suppléments sont spécifiquement conçus pour améliorer la performance physique, l'endurance, la force musculaire et la récupération après l'entraînement. Par exemple, les protéines en poudre peuvent aider à la récupération musculaire et à la croissance, tandis que les acides aminés peuvent aider à améliorer l'endurance et la performance lors d'activités intenses.
3. Gestion de la satiété et des envies : Certains suppléments, tels que les fibres alimentaires et les brûleurs de graisse naturels, peuvent contribuer à la gestion de la satiété et des envies alimentaires. Ils peuvent vous aider à vous sentir rassasié(e) plus longtemps, à maintenir un contrôle sur votre appétit et à réduire les grignotages indésirables.
4. Soutien à la santé générale : Certains suppléments ont des bienfaits spécifiques pour la santé, tels que la promotion d'un système immunitaire fort, la protection contre les radicaux libres, la régulation du métabolisme et la santé des articulations. Ils peuvent jouer un rôle important dans le maintien d'une santé optimale pendant votre transformation corporelle.

Il est important de noter que les suppléments ne devraient pas être utilisés comme substituts à une alimentation saine et équilibrée. Ils devraient plutôt compléter votre alimentation et être pris en consultation avec un professionnel de la santé ou un nutritionniste. Chaque personne a des besoins individuels, et ce qui fonctionne pour une personne peut ne pas fonctionner pour une autre.

En conclusion de ce chapitre, l'hydratation adéquate et les suppléments nutritionnels judicieusement choisis peuvent jouer un rôle essentiel dans votre parcours de transformation corporelle. L'hydratation maintient votre corps en équilibre, tandis que les suppléments peuvent vous aider à combler les éventuels manques nutritionnels et à optimiser votre performance physique. Cependant, il est important d'adopter une approche prudente et informée lors de l'utilisation de suppléments, en recherchant toujours des produits de qualité et en consultant des professionnels de la santé pour des conseils personnalisés.

Sarah, une femme active et engagée dans sa transformation corporelle, a commencé à prendre des suppléments de protéines pour soutenir sa récupération musculaire après ses séances d'entraînement intenses. Elle a remarqué une amélioration significative de sa force et de son endurance, ce qui lui a permis de progresser rapidement dans ses objectifs de mise en forme.

Conclusion:

L'hydratation adéquate et les suppléments nutritionnels judicieusement choisis peuvent jouer un rôle important dans votre parcours de transformation corporelle. En maintenant une bonne hydratation, vous favorisez un fonctionnement optimal de votre corps et soutenez vos objectifs de perte de poids. Les suppléments nutritionnels, quant à eux, peuvent compléter une alimentation saine

Chapitre 7 : Clé n°7 - Équilibrer l'Alimentation et le Mode de Vie

- ***Approche holistique de la transformation corporelle en incluant l'exercice, le sommeil et la gestion du stress.***
- ***Conseils pour intégrer une activité physique adaptée et maintenir un équilibre sain dans votre vie quotidienne.***

Permettez-moi de vous raconter une histoire personnelle qui illustre l'importance d'équilibrer l'alimentation et le mode de vie pour une transformation corporelle réussie. Il y a quelques années, j'étais une personne occupée et stressée, jonglant entre mes responsabilités professionnelles et familiales. Mon alimentation était déséquilibrée, je ne faisais pas suffisamment d'exercice, et le manque de sommeil était devenu une norme dans ma vie.

Un jour, alors que je me regardais dans le miroir, je me suis rendu compte que mon corps ne reflétait pas la santé et le bien-être que je désirais. J'étais épuisé physiquement et mentalement, et je savais qu'il était temps d'apporter des changements significatifs à ma vie.

C'est à ce moment-là que j'ai décidé de prendre les choses en main et de transformer mon corps de manière holistique. J'ai entrepris des recherches approfondies, j'ai consulté des experts en nutrition et en santé, et j'ai mis en place une approche équilibrée qui a englobé l'alimentation, l'exercice, le sommeil et la gestion du stress.

Au fil des mois, j'ai constaté des changements remarquables. Mon corps s'est tonifié, mon niveau d'énergie s'est amélioré, et j'ai retrouvé un équilibre mental et émotionnel. Ce processus m'a enseigné l'importance de prendre soin de moi-même de manière globale, en harmonisant tous les aspects de ma vie.

Dans ce chapitre, nous allons explorer les clés essentielles pour équilibrer votre alimentation et votre mode de vie, en mettant l'accent sur l'activité physique, le sommeil et la gestion du stress. Je partagerai avec vous des stratégies pratiques, des conseils éprouvés et des exemples inspirants pour vous guider sur le chemin d'un équilibre sain et d'une transformation corporelle réussie.

Préparez-vous à découvrir comment l'alimentation, l'exercice, le sommeil et la gestion du stress sont étroitement liés, et comment vous pouvez les intégrer harmonieusement dans votre vie quotidienne pour atteindre vos objectifs de transformation corporelle. Avec une approche holistique, vous pourrez transformer votre corps et votre bien-être de manière durable et épanouissante.

Dans ce chapitre, nous allons explorer l'importance d'une approche holistique de la transformation corporelle en intégrant l'alimentation équilibrée avec d'autres aspects essentiels tels que l'exercice, le sommeil et la gestion du stress. Nous aborderons trois sous-chapitres clés pour vous guider vers un équilibre sain dans votre vie quotidienne.

7.1. L'importance de l'exercice régulier :

L'exercice régulier est un élément clé de votre transformation corporelle et de votre bien-être global. Il offre de nombreux avantages pour la santé, allant de la perte de poids à l'amélioration de la force et de l'endurance. Dans ce sous-chapitre, nous allons explorer l'importance de l'exercice régulier en utilisant une approche scientifique amusante.

1. Les bienfaits de l'exercice sur le corps : Lorsque vous vous engagez dans une activité physique régulière, votre corps subit de nombreuses transformations positives. L'exercice aide à brûler des calories, favorise la perte de poids et tonifie vos muscles. Il améliore également votre système cardiovasculaire, renforce vos os, augmente votre flexibilité et améliore votre coordination.

   Pour illustrer cela de manière amusante, imaginez votre corps comme une machine complexe et l'exercice comme une clé qui lui permet de fonctionner de manière optimale. Lorsque vous utilisez régulièrement cette clé, vous vous sentez plus fort, plus énergique et plus capable de relever les défis quotidiens.

2. L'impact de l'exercice sur le cerveau : L'exercice ne bénéficie pas seulement à votre corps, il a également un impact positif sur votre cerveau. Lorsque vous vous engagez dans une activité physique, votre cerveau libère des endorphines, des substances chimiques qui améliorent votre humeur et vous procurent une sensation de bien-être.

   Imaginez ces endorphines comme de petites fées dans votre cerveau, sautillant et dansant de joie à chaque mouvement que vous faites. Ces fées du bonheur vous aident à réduire le stress, à améliorer votre concentration et votre mémoire, et à favoriser un sentiment de calme et de satisfaction.

3. La science derrière l'effet après-brûleur : Une autre caractéristique fascinante de l'exercice est l'effet après-brûleur, également connu sous le nom d'excess post-exercise oxygen consumption (EPOC). Après une séance d'entraînement intense, votre corps continue de brûler des calories pendant un certain temps, même au repos.

   Imaginez cela comme si votre corps était un moteur à combustion interne. Après un entraînement, ce moteur continue de fonctionner à plein régime, brûlant les réserves de graisse et augmentant votre métabolisme de base. C'est comme si vous obteniez des bénéfices supplémentaires de votre entraînement, même après avoir quitté la salle de sport.

Conclusion :

L'exercice régulier est bien plus qu'une simple activité physique. C'est une clé puissante pour votre transformation corporelle et votre bien-être global. En comprenant les bienfaits de l'exercice sur votre corps et votre esprit, vous pouvez trouver une motivation supplémentaire pour intégrer une activité physique régulière dans votre vie quotidienne.

Alors, préparez-vous à bouger, à danser, à soulever des poids, à courir, à sauter et à vous amuser tout en transformant votre corps. L'exercice vous permettra de vous sentir plus fort et plus confiant, de vous épanouir sur le plan physique et mental, et d'atteindre vos objectifs de transformation corporelle.

Pour rendre l'exercice encore plus amusant et motivant, n'hésitez pas à explorer différentes activités physiques qui vous plaisent. Que ce soit la danse, le yoga, la natation, le cyclisme, la boxe ou tout autre sport, trouvez ce qui vous fait vibrer et vous donne envie de vous dépenser. L'important est de trouver une activité qui vous passionne et qui vous permette de rester régulièrement actif.

En outre, il est également essentiel de varier votre routine d'exercice pour éviter l'ennui et continuer à progresser. Vous pouvez intégrer des séances d'entraînement en force pour renforcer vos muscles, des exercices cardiovasculaires pour améliorer votre endurance, et des exercices de flexibilité pour travailler votre souplesse.

N'oubliez pas que l'exercice régulier est un investissement précieux pour votre santé à long terme. Il ne s'agit pas seulement de perdre du poids, mais aussi de maintenir une bonne condition physique, de prévenir les maladies, de renforcer votre système immunitaire et de favoriser un bien-être global.

Alors, mettez votre tenue de sport, enfilez vos baskets et partez à la découverte des merveilles que l'exercice régulier peut vous offrir. Votre corps et votre esprit vous remercieront pour les bienfaits durables que vous en retirerez.

7.2. Le pouvoir du sommeil réparateur :

Le sommeil joue un rôle crucial dans votre transformation corporelle et votre bien-être global. Il est essentiel pour recharger vos batteries, favoriser la récupération musculaire, renforcer votre système immunitaire et maintenir une santé optimale. Dans ce sous-chapitre, nous allons explorer le pouvoir du sommeil réparateur en utilisant une approche scientifique amusante.

1. L'histoire de la princesse endormie : Imaginez-vous transporté dans un conte de fées, où une princesse est plongée dans un sommeil profond. Dans cette histoire, le sommeil représente le moment où votre corps se répare, se régénère et se prépare pour une nouvelle journée. Comme la princesse endormie, votre sommeil est précieux et nécessaire pour votre transformation corporelle.
2. Les bienfaits du sommeil sur le corps : Le sommeil joue un rôle vital dans la régulation de nombreuses fonctions corporelles. Pendant que vous dormez, votre corps libère des hormones de croissance qui favorisent la réparation et la croissance musculaire. De plus, le sommeil améliore votre système immunitaire, vous protégeant ainsi des maladies et des infections.

Imaginez votre corps pendant le sommeil comme un chantier de construction où les ouvriers travaillent dur pour réparer et renouveler les tissus endommagés. Ils réparent les muscles, consolident les os et renforcent les défenses immunitaires, vous laissant plus fort et plus résistant.

3. La science du sommeil profond et du sommeil paradoxal : Le sommeil se compose de différents stades, notamment le sommeil profond et le sommeil paradoxal. Le sommeil profond est essentiel pour la récupération musculaire et la libération d'hormones de croissance, tandis que le sommeil paradoxal est important pour la consolidation de la mémoire et l'équilibre émotionnel.

Imaginez votre sommeil comme un voyage à travers différents mondes, où votre corps et votre esprit se ressourcent et se régénèrent. Chaque stade du sommeil a sa propre fonction et contribue à votre bien-être global.

Conclusion :

Le sommeil réparateur est un pilier fondamental de votre transformation corporelle et de votre bien-être. En accordant une attention suffisante à votre sommeil, vous permettez à votre corps de récupérer, de se régénérer et de se préparer pour une nouvelle journée de défis et de réussites.

N'oubliez pas que la qualité du sommeil est aussi importante que la quantité. Créez un environnement propice au sommeil en favorisant une routine de coucher régulière, en limitant les distractions dans votre chambre à coucher, et en pratiquant des techniques de relaxation avant de vous coucher.

Alors, offrez à votre corps et à votre esprit le cadeau précieux du sommeil réparateur. Vous serez étonné de l'impact positif que cela aura sur votre transformation corporelle et votre bien-être général.
Dans cette histoire amusante, permettez-moi de vous présenter Max, un passionné de fitness déterminé à transformer son corps et à adopter une vie plus saine. Max avait toujours été un oiseau de nuit, restant éveillé jusqu'aux petites heures du matin pour regarder des séries télévisées ou jouer à des jeux vidéo.

Un jour, Max réalisa que son manque de sommeil réparateur était en train de compromettre ses efforts pour atteindre ses objectifs de transformation corporelle. Il se sentait épuisé, avait du mal à se concentrer pendant ses entraînements et ressentait une irrésistible envie de grignoter des aliments malsains pour compenser son manque d'énergie.

Max décida donc de faire un changement radical dans sa routine quotidienne. Il se fixa comme objectif de devenir un "champion du sommeil" et de mettre fin à ses nuits tardives. Il créa un plan pour optimiser la qualité de son sommeil et en faire une priorité dans sa vie.

Il commença par instaurer une routine de coucher régulière, se fixant une heure précise pour se coucher et se lever chaque jour. Max créa également un environnement propice au sommeil dans sa chambre, en éliminant les distractions telles que les téléphones portables et en favorisant une ambiance calme et relaxante.

Pour se détendre avant de dormir, Max adopta différentes techniques de relaxation, telles que la méditation, la lecture d'un livre apaisant ou l'écoute de musique relaxante. Il s'engagea également à limiter sa consommation de caféine et d'aliments stimulants en soirée, afin de favoriser un endormissement plus facile.

Les résultats ne se firent pas attendre. Max constata que ses séances d'entraînement étaient plus intenses et plus productives. Il avait davantage d'énergie tout au long de la journée et se sentait plus concentré dans ses tâches quotidiennes. De plus, sa faim excessive et ses envies de grignotage diminuèrent considérablement.

La transformation de Max était si remarquable que ses amis le surnommèrent "le Roi du Sommeil". Il devenait un exemple inspirant pour ceux qui cherchaient à optimiser leur sommeil pour atteindre leurs objectifs de transformation corporelle.

Cette histoire nous rappelle l'importance du sommeil réparateur dans notre parcours vers une vie plus saine et équilibrée. Max a découvert que le sommeil était bien plus qu'une simple nécessité. C'était un outil puissant pour renforcer son corps, stimuler sa motivation et lui permettre de devenir la meilleure version de lui-même.

Dans le prochain chapitre, nous plongerons dans les stratégies de gestion du stress et de relaxation. Vous découvrirez des techniques pratiques pour réduire le stress, améliorer votre bien-être émotionnel et maintenir une harmonie entre votre corps et votre esprit. Préparez-vous à découvrir des outils précieux pour faire face aux défis de la vie quotidienne et maintenir votre élan de transformation.

7.3. Gérer le stress pour une santé optimale :

Introduction : Permettez-moi de vous présenter Sophie, une entrepreneure ambitieuse qui jonglait avec les responsabilités professionnelles, les engagements sociaux et les exigences de la vie quotidienne. Sophie était passionnée par son travail, mais elle se sentait souvent submergée par le stress et les pressions constantes de sa vie trépidante.

Un jour, Sophie décida qu'il était temps de prendre en main sa santé physique et émotionnelle. Elle comprit que le stress chronique pouvait avoir un impact négatif sur son bien-être général et sa transformation corporelle. Sophie entreprit donc de trouver des moyens efficaces pour gérer son stress et cultiver une santé optimale.

- Les effets du stress sur le corps et l'esprit :

Sophie commença par se familiariser avec les effets dévastateurs du stress sur son corps et son esprit. Elle apprit que le stress chronique pouvait entraîner une augmentation de la production de cortisol, l'hormone du stress, ce qui pouvait perturber le métabolisme, favoriser la prise de poids et affaiblir le système immunitaire. Elle comprit également que le stress pouvait avoir un impact sur son état d'esprit, sa qualité de sommeil et sa capacité à faire des choix alimentaires sains.

Sophie décida alors de se concentrer sur des techniques de gestion du stress qui lui permettraient de réduire les effets négatifs sur son corps et son esprit. Elle savait que pour atteindre une santé optimale, il était crucial de trouver des méthodes qui fonctionnaient pour elle.

- Techniques de gestion du stress :

Sophie expérimenta différentes techniques de gestion du stress et découvrit celles qui lui convenaient le mieux. Elle se mit à pratiquer régulièrement la méditation, qui lui permettait de se recentrer, de calmer son esprit et de libérer les tensions accumulées. Sophie s'initia également au yoga, qui combinait à la fois le mouvement physique, la respiration consciente et la relaxation mentale, offrant ainsi une approche holistique pour gérer le stress.

En plus de ces pratiques, Sophie s'engagea à trouver du temps pour des activités qui lui apportaient du plaisir et du bien-être, comme la lecture, les promenades dans la nature et la création artistique. Elle réalisa l'importance de s'accorder des moments de détente et de plaisir pour équilibrer les demandes de sa vie quotidienne.

Trouver l'équilibre entre le corps et l'esprit Sophie comprit que la clé pour gérer le stress était de trouver un équilibre entre son corps et son esprit. Elle se concentra sur l'adoption d'une alimentation équilibrée et nourrissante, en choisissant des aliments riches en nutriments et en évitant les aliments transformés et riches en sucres ajoutés. Elle intégra également une routine d'exercice régulière dans sa vie, comprenant des activités cardiovasculaires, de renforcement musculaire et de flexibilité, pour aider à libérer les tensions et à stimuler les endorphines.

Sophie apprit également à pratiquer des techniques de relaxation et de respiration profonde pour apaiser son esprit et favoriser la détente. Elle découvrit l'importance de prendre des pauses régulières dans sa journée pour se recentrer et se reconnecter avec elle-même.

Pour gérer son stress de manière efficace, Sophie fit également appel à des techniques de gestion du temps. Elle apprit à établir des priorités, à déléguer certaines tâches et à créer des plages horaires dédiées à la détente et au repos. Elle réalisa que la gestion efficace de son temps lui permettait de mieux équilibrer ses responsabilités et de réduire les sources de stress.

Conclusion : Grâce à son engagement à gérer son stress pour une santé optimale, Sophie réussit à transformer sa vie de manière significative. Elle apprit à reconnaître les signes de stress et à mettre en place des stratégies efficaces pour y faire face. En équilibrant son alimentation, en intégrant l'exercice régulier, en pratiquant la relaxation et en prenant soin de son bien-être émotionnel, Sophie parvint à réduire son stress et à cultiver une meilleure qualité de vie.

La gestion du stress souligne l'importance de prendre en compte les aspects mentaux et émotionnels dans la transformation corporelle. En adoptant des stratégies efficaces de gestion du stress, vous pouvez optimiser vos résultats et améliorer votre bien-être global.

Conclusion :

La gestion du stress est un élément essentiel pour maintenir un équilibre sain dans votre vie quotidienne et soutenir votre transformation corporelle. En identifiant les sources de stress, en pratiquant des techniques de relaxation, en gérant efficacement votre temps, en prenant soin de vous-même et en cultivant des relations positives, vous pouvez réduire les effets néfastes du stress sur votre corps et votre bien-être.

Souvenez-vous que le stress peut affecter non seulement votre alimentation et votre niveau d'énergie, mais aussi votre capacité à atteindre vos objectifs de transformation. En intégrant des stratégies de gestion du stress dans votre vie, vous pourrez maintenir une attitude positive, prendre des décisions alimentaires plus éclairées et rester motivé tout au long de votre parcours de transformation corporelle.

Dans le prochain chapitre, nous explorerons les clés de la motivation et de la persévérance, afin de vous aider à rester engagé et à surmonter les obstacles qui pourraient se présenter sur votre chemin. Préparez-vous à découvrir des stratégies puissantes pour maintenir votre motivation et faire face aux défis qui peuvent se présenter lors de votre transformation corporelle.

Chapitre 8 : Clé n°8 - Nourrir l'esprit : L'importance de la Santé Mentale et de la Positivité

- ***Exploration du lien entre la santé mentale, l'alimentation et la transformation corporelle.***
- ***Techniques pour cultiver une mentalité positive et adopter des stratégies de gestion du stress.***

Introduction :

Le lien profond entre la santé mentale, l'alimentation et la transformation corporelle. Nous découvrirons comment la santé mentale peut influencer nos choix alimentaires, notre bien-être général et notre capacité à atteindre nos objectifs de transformation corporelle. De plus, nous apprendrons des techniques pratiques pour cultiver une mentalité positive et adopter des stratégies de gestion du stress qui soutiennent notre cheminement vers un corps sain et épanoui.

Lorsque nous parlons de transformation corporelle, il est essentiel de comprendre que notre santé mentale joue un rôle crucial. Une attitude positive, une bonne estime de soi et une gestion efficace du stress peuvent grandement influencer notre capacité à atteindre nos objectifs de santé et de bien-être. Permettez-moi de vous présenter Lisa, une jeune femme déterminée à améliorer son corps, mais qui réalisa l'importance de nourrir également son esprit pour une transformation complète.

8.1. Le lien entre la santé mentale, l'alimentation et la transformation corporelle : Lisa se rendit compte que son état mental et émotionnel avait un impact significatif sur ses choix alimentaires et ses habitudes de vie. Lorsqu'elle était stressée ou déprimée, elle avait tendance à se tourner vers la nourriture réconfortante ou à négliger son activité physique. En revanche, lorsque Lisa prenait soin de sa santé mentale, elle était plus encline à faire des choix alimentaires sains et à maintenir une routine d'exercice régulière.

Elle comprit que la santé mentale et l'alimentation étaient étroitement liées. Les aliments que nous consommons peuvent avoir un impact sur notre humeur, notre énergie et notre concentration. Lisa décida donc d'adopter une approche holistique en prenant soin de son esprit tout en nourrissant son corps.

Dans sa quête de transformation corporelle, Lisa réalisa que la santé mentale jouait un rôle clé dans la réussite de son parcours. Elle comprit que le lien entre l'alimentation, la santé mentale et la transformation corporelle était étroitement entrelacé. En prenant soin de sa santé mentale, Lisa constata une amélioration significative dans sa capacité à maintenir une alimentation saine et à adopter des habitudes de vie positives.

Lisa découvrit que les émotions et les pensées négatives pouvaient souvent conduire à des choix alimentaires moins sains. Lorsqu'elle se sentait stressée, anxieuse ou triste, elle avait tendance à se tourner vers des aliments réconfortants et peu nutritifs pour apaiser ses émotions. Cela avait un impact direct sur son poids et son bien-être général. En prenant conscience de cette relation entre son état mental et son alimentation, Lisa apprit à identifier les déclencheurs émotionnels qui la poussaient à manger de manière déséquilibrée.

Lisa découvrit également que la pratique de techniques de gestion du stress et de soin de sa santé mentale avait un effet positif sur ses choix alimentaires. Lorsqu'elle prenait le temps de se détendre, de méditer, de pratiquer des activités qui lui apportaient de la joie et de l'épanouissement, elle se sentait plus équilibrée et en meilleure harmonie avec son corps. Elle avait moins de tendance à se tourner vers la nourriture pour combler un vide émotionnel et avait davantage envie de consommer des aliments nutritifs qui lui apportaient une réelle satisfaction.

La prise de conscience de ce lien entre l'alimentation, la santé mentale et la transformation corporelle incita Lisa à adopter une approche holistique dans sa quête de bien-être. Elle se rendit compte que pour obtenir des résultats durables, il était essentiel de prendre soin de son esprit tout en nourrissant son corps. Elle développa des stratégies pour cultiver une mentalité positive, comme la pratique de la gratitude, l'affirmation de ses objectifs et l'adoption de pensées constructives. Elle intégra également des activités de bien-être dans sa routine quotidienne, telles que la méditation, le yoga et le temps passé dans la nature.

En conclusion, le lien entre la santé mentale, l'alimentation et la transformation corporelle met en évidence l'importance de prendre soin de son esprit dans le processus de changement physique. En cultivant une santé mentale positive, en gérant le stress et en adoptant des stratégies de soin de soi, nous renforçons notre capacité à maintenir des choix alimentaires sains et à atteindre nos objectifs de transformation corporelle. Dans le prochain chapitre, nous explorerons la clé n°9 : L'Importance du Soutien Social et de la Communauté, où nous découvrirons comment l'entourage et le soutien social peuvent influencer positivement notre parcours de bien-être.

8.2. Cultiver une mentalité positive : Lisa réalisa que cultiver une mentalité positive était essentiel pour maintenir sa motivation et surmonter les obstacles qui se présentaient sur son chemin. Elle commença à pratiquer des exercices de gratitude, en prenant le temps chaque jour de se concentrer sur les aspects positifs de sa vie. Elle s'entoura également de personnes positives et encourageantes, qui l'inspiraient et la soutenaient dans sa transformation.

Lisa apprit également à gérer les pensées négatives et les croyances limitantes qui pouvaient entraver sa progression. Elle travailla sur la reprogrammation de son esprit en remplaçant les pensées négatives par des affirmations positives et des visualisations de réussite. Cette pratique lui permit de renforcer sa confiance en elle et de maintenir une attitude optimiste.

8.3 : Stratégies de gestion du stress :

Lisa se rendit compte que la gestion efficace du stress était essentielle pour maintenir une santé mentale équilibrée. Elle commença à explorer différentes stratégies de gestion du stress, telles que la méditation, la respiration profonde et la pratique d'activités relaxantes comme le yoga ou la marche en nature. Ces activités lui permettaient de calmer son esprit, de réduire son anxiété et de retrouver un état d'équilibre.

Elle comprit également l'importance de s'accorder des moments de détente et de plaisir, que ce soit en lisant un livre, en prenant un bain relaxant ou en pratiquant un passe-temps qui lui apportait de la joie. Ces moments de surement lui permettaient de recharger ses batteries mentales et émotionnelles, et de faire face aux défis avec une plus grande résilience.

Lisa et la pratique de la gratitude Un jour, Lisa se sentait particulièrement stressée et débordée par les responsabilités de sa vie quotidienne. Elle décida alors de mettre en pratique son exercice de gratitude. Assise confortablement dans un coin tranquille de sa maison, elle commença à réfléchir à toutes les choses positives qui l'entouraient. Elle se souvint de ses amis fidèles, de sa famille aimante et du confort de son foyer. Elle prit conscience de la chance qu'elle avait d'avoir accès à une alimentation saine et à des opportunités de croissance personnelle. À mesure qu'elle énumérait ces aspects positifs, Lisa sentait son stress diminuer et son humeur s'améliorer. Elle se sentait plus légère et plus reconnaissante pour tout ce qu'elle avait dans sa vie.

La gestion efficace du stress est essentielle pour maintenir une santé mentale optimale et soutenir notre transformation corporelle. Des études scientifiques ont démontré que le stress chronique peut avoir un impact néfaste sur notre bien-être général, notre qualité de vie et nos objectifs de santé. Heureusement, il existe de nombreuses stratégies efficaces basées sur des preuves pour aider à réduire le stress et favoriser une meilleure santé mentale.

1. Relaxation et respiration profonde : La relaxation et la respiration profonde sont des techniques éprouvées pour réduire le stress et favoriser un état de calme. La pratique régulière de la relaxation, telle que la relaxation musculaire progressive ou la technique de relaxation guidée, peut aider à détendre le corps et l'esprit, réduisant ainsi les tensions et l'anxiété. La respiration profonde, qui implique une respiration lente et profonde du diaphragme, stimule le système nerveux parasympathique, induisant une relaxation physique et mentale.
2. Méditation de pleine conscience : La méditation de pleine conscience est une pratique basée sur l'attention portée au moment présent sans jugement. Des recherches scientifiques ont montré que la méditation de pleine conscience peut réduire les niveaux de cortisol, l'hormone du stress, et améliorer la régulation émotionnelle. En pratiquant régulièrement la méditation de pleine conscience, on apprend à reconnaître et à accepter les pensées et les émotions sans s'y attacher, ce qui peut aider à réduire l'impact du stress sur notre bien-être mental et physique.

3. Activité physique régulière : L'exercice physique régulier est un moyen puissant de gérer le stress et d'améliorer la santé mentale. Lorsque nous faisons de l'exercice, notre corps libère des endorphines, des neurotransmetteurs qui procurent une sensation de bien-être et réduisent le stress. De plus, l'exercice régulier peut améliorer la qualité du sommeil, réduire l'anxiété et la dépression, et favoriser une image corporelle positive. Des études ont montré que l'activité physique régulière peut également augmenter la résilience au stress et améliorer la capacité à faire face aux défis de la vie quotidienne.
4. Gestion du temps et organisation : La gestion efficace du temps et l'organisation peuvent réduire le stress en nous aidant à mieux planifier nos activités et à éviter la procrastination. Des techniques telles que la planification des tâches, la priorisation des activités et l'établissement de limites claires peuvent contribuer à réduire les sources de stress liées à la gestion du temps. En organisant notre emploi du temps de manière réaliste et en nous assurant de consacrer du temps à la détente et à la récupération, nous pouvons prévenir l'accumulation excessive de stress.

Soutien social et réseaux de soutien : Le soutien social joue un rôle crucial dans la gestion du stress. Le fait de partager nos problèmes, nos préoccupations et nos émotions avec des personnes de confiance peut soulager le stress et nous aider à trouver des solutions. Les relations positives et solidaires nous offrent un sentiment de soutien émotionnel, nous permettant de mieux faire face au stress et de maintenir une santé mentale équilibrée. Il est important de cultiver des liens sociaux sains et de rechercher des réseaux de soutien, que ce soit avec des amis, des membres de la famille, des groupes de soutien ou des professionnels de la santé mentale.

6. Techniques de relaxation et de gestion du stress basées sur la science : Outre les stratégies mentionnées précédemment, de nombreuses autres techniques de relaxation et de gestion du stress ont fait l'objet de recherches scientifiques approfondies. Parmi celles-ci, on peut citer la thérapie cognitive et comportementale, qui aide à identifier et à modifier les schémas de pensée négatifs et les comportements non adaptatifs liés au stress. La thérapie basée sur la pleine conscience, telle que la thérapie d'acceptation et d'engagement, peut également être bénéfique pour développer une approche plus souple et adaptative face au stress.

Il est important de noter que chaque individu peut réagir différemment aux stratégies de gestion du stress, et il est recommandé de trouver celles qui fonctionnent le mieux pour vous. L'expérimentation et l'adaptation sont essentielles pour trouver les techniques qui correspondent à vos besoins et à votre style de vie.

8.4. Pratiques de pleine conscience :

Nous aborderons les pratiques de pleine conscience comme outils puissants pour nourrir notre esprit et soutenir notre transformation corporelle. La pleine conscience consiste à être pleinement présent et conscient de nos pensées, émotions et sensations, sans jugement. Nous explorerons des techniques de pleine conscience telles que la méditation de pleine conscience, la pleine conscience lors des repas et la pleine conscience dans nos activités quotidiennes. Des études scientifiques ont démontré que la pratique régulière de la pleine conscience peut aider à réduire le stress, à améliorer notre relation avec la nourriture et à favoriser des choix alimentaires plus conscients et équilibrés. Nous partagerons des histoires inspirantes de personnes qui ont intégré la pleine conscience dans leur vie quotidienne et ont constaté des bienfaits tangibles pour leur santé mentale et leur transformation corporelle.

Les pratiques de pleine conscience peuvent être intégrées dans un programme de développement personnel pour favoriser la gestion du stress et soutenir la transformation corporelle. Voici un exemple de programme de développement personnel axé sur la pleine conscience :

Semaine 1 : Introduction à la pleine conscience

- Comprendre les principes fondamentaux de la pleine conscience et ses bienfaits pour la santé mentale et physique.
- Apprendre les bases de la respiration consciente et de l'ancrage dans le moment présent.

Semaine 2 : Pleine conscience dans les repas

- Pratiquer la pleine conscience lors des repas en portant une attention attentive à chaque bouchée, en écoutant les signaux de faim et de satiété, et en savourant pleinement chaque aliment.
- Observer les sensations physiques et les pensées qui émergent pendant les repas sans jugement.

Semaine 3 : Pleine conscience du corps

- Explorer la pleine conscience du corps à travers des exercices de balayage corporel, en portant une attention consciente aux sensations physiques et en développant une connexion plus profonde avec notre corps.
- Pratiquer des mouvements conscients tels que le yoga ou la marche méditative pour être pleinement présent dans notre expérience corporelle.

Semaine 4 : Pleine conscience des émotions

- Observer et accueillir les émotions qui émergent sans jugement, en développant une attitude d'ouverture et de bienveillance envers nos propres sentiments.
- Utiliser des techniques de respiration et de méditation de pleine conscience pour cultiver l'équilibre émotionnel et la régulation émotionnelle.

Semaine 5 : Pleine conscience dans les activités quotidiennes

- Pratiquer la pleine conscience dans les activités quotidiennes telles que la marche, le ménage, la cuisine, en apportant une attention consciente à chaque action et en cultivant une présence attentive.
- Observer comment la pleine conscience dans les activités quotidiennes peut réduire le stress et augmenter la satisfaction et la gratitude.

Semaine 6 : Cultiver une attitude de bienveillance envers soi-même et les autres

- Développer une attitude de bienveillance envers soi-même en pratiquant l'amour bienveillant et la compassion envers soi-même.
- Cultiver la bienveillance envers les autres en pratiquant la gratitude, la gentillesse et la générosité.

Ce programme de développement personnel axé sur la pleine conscience peut être adapté en fonction des besoins individuels et des objectifs de transformation corporelle. Il offre une structure et des outils pratiques pour intégrer la pleine conscience dans la vie quotidienne, favorisant ainsi la gestion du stress, l'équilibre émotionnel et une relation plus consciente avec son corps.
Il était une fois, dans une petite ville paisible, vivait une femme nommée Anna. Anna avait toujours été une personne active et énergique, mais récemment, elle se sentait souvent submergée par le stress et les défis de la vie quotidienne. Elle avait du mal à trouver un équilibre entre son travail exigeant, sa vie de famille et ses propres besoins.

Un jour, alors qu'elle était à la bibliothèque de sa ville, Anna tomba sur un livre intitulé "Le Pouvoir de la Pleine Conscience". Intriguée par le sujet, elle décida de l'emprunter et de le lire chez elle. Au fur et à mesure qu'elle se plongeait dans les pages du livre, elle découvrit les nombreux bienfaits de la pleine conscience pour la gestion du stress et le développement personnel.

Anna était fascinée par la description des pratiques de pleine conscience, et elle décida de les intégrer dans sa propre vie. Elle commença par des exercices de respiration consciente, où elle prenait quelques minutes chaque jour pour s'asseoir tranquillement, fermer les yeux et se concentrer sur sa respiration. Cela lui permettait de se recentrer, de se détendre et de calmer son esprit agité.

Au fil du temps, Anna commença à explorer d'autres pratiques de pleine conscience. Elle intégra la pleine conscience dans ses repas, en prenant le temps de savourer chaque bouchée et d'être consciente de la nourriture qu'elle consommait. Cela lui permit de développer une relation plus consciente avec la nourriture et de reconnaître les signaux de faim et de satiété de son corps.

Anna appliqua également la pleine conscience dans ses activités quotidiennes. Qu'il s'agisse de faire la vaisselle, de se promener dans la nature ou de jouer avec ses enfants, elle était présente à chaque instant, en portant une attention consciente à ce qu'elle faisait. Cela lui permettait de savourer pleinement chaque expérience et d'apprécier les petits moments de bonheur qui se présentaient à elle.

Au fil des semaines et des mois, Anna remarqua des changements profonds dans sa vie. Elle se sentait plus calme, plus centrée et plus en mesure de faire face aux défis quotidiens avec sérénité. Le stress ne la submergeait plus comme avant, et elle trouvait plus facile de prendre soin d'elle-même et des autres.

Une fois, alors qu'elle était assise dans un parc, profondément immergée dans une méditation de pleine conscience, un papillon vint se poser sur sa main. C'était comme si le monde lui envoyait un signe de gratitude pour sa pratique régulière de la pleine conscience. Elle sourit et ressentit une profonde gratitude pour cette connexion avec la nature et pour les bienfaits que la pleine conscience avait apportés dans sa vie.

Avec le temps, Anna partagea ses découvertes sur la pleine conscience avec sa famille et ses amis. Elle les encouragea à explorer ces pratiques et à découvrir par eux-mêmes les bienfaits de la pleine conscience. Ainsi, une onde de calme et de sérénité commença à se répandre dans leur communauté.

Cette histoire illustre le pouvoir de la pleine conscience pour transformer nos vies. En adoptant des pratiques de pleine conscience, comme Anna l'a fait, nous pouvons apprendre à être présents dans l'instant présent, à réduire le stress et à cultiver une attitude de bienveillance envers nous-mêmes et les autres. La pleine conscience nous permet de ralentir, de prendre du recul et d'apprécier pleinement chaque expérience de notre vie.

Grâce à la pratique régulière de la pleine conscience, Anna a découvert une nouvelle façon de vivre, plus consciente, équilibrée et épanouissante. Elle a appris à gérer le stress avec grâce, à faire face aux défis avec sérénité et à prendre soin de son bien-être mental et physique.

L'histoire d'Anna nous rappelle qu'il est possible de cultiver la pleine conscience dans nos vies, peu importe les défis et les responsabilités qui se présentent. En s'engageant dans cette pratique, nous ouvrons la porte à une transformation profonde et durable, non seulement pour nous-mêmes, mais aussi pour notre entourage et notre communauté.

Alors que nous avançons dans notre parcours de bien-être, n'oublions pas d'accorder du temps à la pleine conscience. Que ce soit en pratiquant la respiration consciente, en savourant nos repas en pleine conscience ou en étant présents dans nos activités quotidiennes, la pleine conscience nous offre un cadeau précieux : celui d'être pleinement vivants, ici et maintenant.

la pleine conscience est une pratique puissante qui peut apporter de nombreux bienfaits dans notre vie, y compris la gestion du stress, la connexion avec notre corps et notre esprit, ainsi que la cultivation de la bienveillance et de la gratitude. En intégrant la pleine conscience dans notre quotidien, nous sommes en mesure de vivre une vie plus équilibrée, joyeuse et épanouissante. Dans le prochain chapitre, nous explorerons la clé n°9 : L'Importance du Soutien Social et de la Communauté, où nous découvrirons comment l'entourage et le soutien social peuvent renforcer notre motivation et notre réussite dans notre parcours de bien-être.

Conclusion : Le chapitre sur la santé mentale et la positivité met en lumière l'importance de nourrir notre esprit pour une transformation corporelle complète. En prenant soin de notre santé mentale, en cultivant une mentalité positive et en adoptant des stratégies de gestion du stress, nous renforçons notre capacité à atteindre nos objectifs de santé et de bien-être. Dans le prochain chapitre, nous explorerons la clé n°9 : Éducation Alimentaire : Démystifier les Mythes et les Idées Reçues. Nous découvrirons comment s'entourer d'une communauté bienveillante peut renforcer notre motivation et notre réussite dans notre parcours de transformation corporelle.

Chapitre 9 : Clé n°9 - Éducation Alimentaire : Démystifier les Mythes et les Idées Reçues

- ***Démystification des idées fausses courantes sur l'alimentation et la perte de poids.***
- ***Fournir des informations basées sur des faits scientifiques pour aider les lecteurs à prendre des décisions éclairées.***

Introduction :

Dans ce chapitre, nous allons démystifier les idées fausses courantes sur l'alimentation et la perte de poids. Il est important de comprendre les concepts clés et d'avoir des informations basées sur des faits scientifiques pour prendre des décisions éclairées concernant notre alimentation. Nous allons examiner certains des mythes les plus répandus et les idées reçues qui peuvent nous éloigner de nos objectifs de bien-être. Prêts à démêler le vrai du faux ?

9.1. Les régimes restrictifs et la perte de poids :

Nous allons examiner les régimes restrictifs et comprendre leur impact sur la perte de poids à long terme. Nous démystifierons l'idée fausse selon laquelle les régimes stricts et drastiques sont la clé pour perdre du poids rapidement et durablement. Nous explorerons les mécanismes du métabolisme et les effets des régimes restrictifs sur notre corps. En fournissant des informations basées sur des faits scientifiques, nous encouragerons les lecteurs à adopter une approche plus équilibrée et durable de la perte de poids.

Les régimes restrictifs ont longtemps été considérés comme la solution miracle pour perdre du poids rapidement. Cependant, ils peuvent souvent être inefficaces à long terme et entraîner des conséquences néfastes pour la santé. Au lieu de suivre des régimes restrictifs, il est préférable d'adopter une approche équilibrée et durable de l'alimentation pour atteindre des résultats durables.

Voici un exemple de programme de régime recommandé basé sur une approche équilibrée :

Phase 1 : Évaluation des habitudes alimentaires

- Commencez par évaluer vos habitudes alimentaires actuelles et identifiez les domaines qui nécessitent des ajustements. Cela peut inclure la consommation excessive de sucres, de graisses saturées ou de repas déséquilibrés.

Phase 2 : Fixation d'objectifs réalistes

- Déterminez vos objectifs de perte de poids de manière réaliste et durable. Évitez de viser une perte de poids drastique en peu de temps, car cela peut être préjudiciable à votre santé.

Phase 3 : Élaboration d'un plan alimentaire équilibré

- Consultez un professionnel de la santé, tel qu'un nutritionniste ou un diététicien, pour élaborer un plan alimentaire équilibré adapté à vos besoins individuels. Ce plan devrait inclure une variété d'aliments provenant de tous les groupes alimentaires, y compris des protéines maigres, des glucides complexes, des graisses saines, des fruits et des légumes.

Phase 4 : Contrôle des portions

- Apprenez à contrôler les portions en utilisant des techniques telles que la mesure des aliments, l'utilisation d'assiettes plus petites et la pratique de la pleine conscience lors des repas. Cela vous permettra de vous sentir rassasié tout en contrôlant votre apport calorique.

Phase 5 : Incorporation de l'activité physique

- Intégrez l'activité physique régulière dans votre programme de régime. L'exercice aide à brûler des calories, à renforcer les muscles et à favoriser la perte de poids. Choisissez des activités que vous aimez et qui correspondent à votre niveau de condition physique.

Phase 6 : Suivi et ajustements

- Surveillez vos progrès régulièrement en prenant des mesures de votre poids et en évaluant votre bien-être général. Si nécessaire, apportez des ajustements à votre plan alimentaire et à votre programme d'exercice en fonction de vos résultats et de votre bien-être.

Il est essentiel de noter que chaque individu a des besoins nutritionnels uniques. Par conséquent, il est fortement recommandé de consulter un professionnel de la santé pour obtenir des conseils personnalisés avant de commencer tout programme de régime.

En adoptant une approche équilibrée et durable de l'alimentation, vous pourrez atteindre vos objectifs de perte de poids de manière saine et réaliste, sans vous engager dans des régimes restrictifs qui peuvent nuire à votre bien-être à long terme. N'oubliez pas que la clé est de privilégier une alimentation variée, de contrôler les portions, d'incorporer l'activité physique et de maintenir la cohérence dans vos efforts.
Il était une fois, dans la petite ville où je vivais, je m'étais lancé le défi de perdre du poids et d'adopter une alimentation plus saine. Comme beaucoup de personnes, j'avais essayé différents régimes restrictifs dans le passé, mais j'avais finalement compris qu'ils n'étaient pas la solution à long terme.

Après avoir fait des recherches approfondies et consulté un professionnel de la santé, j'ai décidé de suivre un programme de régime recommandé basé sur une approche équilibrée. Je me suis fixé des objectifs réalistes et durables, en me concentrant sur ma santé globale plutôt que sur un chiffre sur la balance.

J'ai commencé par évaluer mes habitudes alimentaires et j'ai identifié les domaines qui nécessitaient des ajustements. J'ai appris à élaborer un plan alimentaire équilibré en incluant une variété d'aliments provenant de tous les groupes alimentaires. Je me suis également concentré sur le contrôle des portions, en utilisant des techniques de mesure des aliments et de pleine conscience lors des repas.

Une des choses les plus importantes que j'ai apprises était d'incorporer l'activité physique dans ma routine quotidienne. J'ai découvert des activités que j'aimais, comme la danse et la randonnée, et je les ai intégrées à mon programme de régime. L'exercice régulier m'a aidé à brûler des calories, à renforcer mes muscles et à me sentir bien dans ma peau.

Tout au long de mon parcours, j'ai suivi de près mes progrès et j'ai effectué des ajustements lorsque cela était nécessaire. J'ai appris à être patient et à ne pas me focaliser uniquement sur la perte de poids, mais aussi sur mon bien-être général. J'ai constaté que lorsque je prenais soin de moi-même de manière équilibrée, ma santé mentale et mon énergie s'amélioraient également.

Au fil du temps, j'ai réussi à perdre du poids de manière saine et durable. Je me suis senti plus fort, plus confiant et plus en contrôle de ma vie. Ce n'était pas seulement une transformation physique, mais aussi une transformation intérieure. J'ai développé une relation saine avec la nourriture et j'ai appris à écouter les besoins de mon corps.

Mon expérience m'a enseigné que les régimes restrictifs ne sont pas la réponse. Il est essentiel de privilégier une approche équilibrée et durable de l'alimentation. Chaque personne est unique, et il est important de trouver ce qui fonctionne le mieux pour soi, en s'appuyant sur des conseils professionnels et en écoutant son corps.

Aujourd'hui, je suis fier de dire que j'ai réussi à atteindre mes objectifs de bien-être grâce à un programme de régime équilibré. Mon histoire est un rappel que nous avons tous le pouvoir de prendre soin de notre santé, de transformer nos habitudes alimentaires et de vivre une vie épanouissante et équilibrée.

9.2. Les super aliments et les régimes miracles :

nous aborderons la question des superaliments et des régimes miracles. Nous examinerons les allégations courantes entourant certains aliments ou régimes qui prétendent offrir des avantages miraculeux pour la santé et la perte de poids. En nous appuyant sur des preuves scientifiques, nous expliquerons pourquoi il est important de prendre du recul par rapport à ces idées et d'adopter une approche plus globale de l'alimentation, axée sur l'équilibre et la variété.

Lorsqu'il s'agit de nutrition et de perte de poids, les super aliments sont souvent présentés comme des aliments magiques capables de fournir une multitude de bienfaits pour la santé. Cependant, il est important de comprendre que la notion de "super aliment" n'est pas un terme scientifique officiel, mais plutôt une expression marketing utilisée pour mettre en avant certains aliments aux propriétés nutritives remarquables.

Voici 10 exemples de super aliments couramment cités et leurs bienfaits associés, basés sur des études et des données scientifiques :

1. Les baies (comme les myrtilles, les fraises, les framboises) : riches en antioxydants, elles aident à protéger les cellules contre les dommages oxydatifs et sont bénéfiques pour la santé du cœur et du cerveau.
2. Les graines de chia : une excellente source d'oméga-3, de fibres et de protéines, elles favorisent la satiété, la santé digestive et la santé cardiovasculaire.
3. Les légumes à feuilles vertes (comme les épinards, le chou frisé) : riches en vitamines, minéraux et antioxydants, ils sont bénéfiques pour la santé des os, la digestion et la prévention des maladies chroniques.
4. Le curcuma : contient un composé actif appelé curcumine, qui possède des propriétés anti-inflammatoires et antioxydantes, bénéfiques pour la santé articulaire et la prévention des maladies inflammatoires.
5. Les graines de lin : riches en fibres, en oméga-3 et en lignanes, elles contribuent à la santé cardiaque, à la régularité intestinale et à la gestion du cholestérol.
6. Les avocats : riches en graisses mono-insaturées saines pour le cœur, en fibres et en vitamines, ils favorisent la satiété, la santé cardiaque et la santé de la peau.
7. Les noix (comme les amandes, les noix de cajou) : une bonne source de graisses saines, de protéines, de fibres et de vitamines, elles contribuent à la santé du cerveau, à la satiété et à la gestion du poids.
8. Le saumon sauvage : riche en oméga-3, en protéines de haute qualité et en vitamine D, il est bénéfique pour la santé cardiaque, la fonction cérébrale et l'inflammation.
9. Les légumineuses (comme les haricots, les lentilles) : riches en fibres, en protéines végétales et en nutriments essentiels, elles favorisent la satiété, la santé digestive et la régulation de la glycémie.
10. Les graines de cacao : riches en antioxydants, en magnésium et en flavanols, elles peuvent contribuer à la santé cardiovasculaire, à la régulation de l'humeur et à la gestion du stress.

Il est important de noter que ces aliments sont des compléments bénéfiques dans une alimentation équilibrée et variée, et qu'il n'y a pas de solution miracle pour une santé optimale. Il est préférable de privilégier une approche globale de l'alimentation en incorporant une variété d'aliments nutritifs et en adaptant les choix alimentaires à ses besoins individuels.

En conclusion, bien que certains aliments soient mis en avant en tant que super aliments, il est essentiel de garder à l'esprit que la clé d'une alimentation saine réside dans la diversité et l'équilibre. Les super aliments peuvent apporter des avantages pour la santé, mais ils ne sont pas la solution ultime pour une alimentation optimale. Il est important de consulter un professionnel de la santé pour obtenir des conseils personnalisés et de privilégier une alimentation variée et équilibrée pour soutenir une bonne santé à long terme.
Je me souviens encore du moment où j'ai décidé de me lancer dans un voyage de bien-être et de transformation. À l'époque, j'étais attiré par les idées autour des super aliments et de leurs bienfaits pour la santé. Je me suis dit : "Pourquoi ne pas essayer ? Peut-être que ces aliments pourraient vraiment faire une différence dans ma vie."

Je me suis donc plongé dans la recherche et j'ai commencé à explorer les différents super aliments. J'ai acheté des baies, des graines de chia, des légumes à feuilles vertes et bien d'autres encore. Je me suis senti emballé par l'idée de donner à mon corps les nutriments dont il avait besoin pour être en pleine forme.

Au début, je me suis vraiment concentré sur ces super aliments. Je les ai incorporés dans chaque repas et j'ai été fasciné par leurs saveurs et leurs bienfaits potentiels. J'ai ressenti une véritable excitation chaque fois que je préparais un plat avec ces ingrédients spéciaux.

Cependant, au fil du temps, j'ai commencé à réaliser que les super aliments ne constituaient qu'une partie de l'équation. J'ai compris que pour obtenir de réels résultats en matière de bien-être, je devais adopter une approche plus globale.

J'ai donc pris le temps d'en apprendre davantage sur la nutrition et sur la manière dont mon corps fonctionnait. J'ai consulté des experts et j'ai compris que les super aliments étaient excellents, mais qu'ils ne devaient pas être considérés comme la seule solution. J'ai appris à équilibrer mon alimentation, en incorporant une variété d'aliments sains et nutritifs.

En plus de l'alimentation, j'ai également pris conscience de l'importance de l'activité physique régulière, du sommeil adéquat et de la gestion du stress. J'ai compris que le bien-être ne se résumait pas à manger des super aliments, mais qu'il s'agissait plutôt d'un mode de vie équilibré et sain dans son ensemble.

Au fur et à mesure de ma progression, j'ai commencé à remarquer des changements positifs dans ma santé et mon bien-être. J'ai ressenti une énergie accrue, une meilleure digestion et une plus grande satisfaction dans ma relation avec la nourriture.

Aujourd'hui, je suis fier de dire que j'ai trouvé l'équilibre. Les super aliments font toujours partie de mon alimentation, mais je les intègre de manière équilibrée avec d'autres aliments nutritifs. J'ai réalisé que chaque personne est différente et que chacun doit trouver son propre équilibre en fonction de ses besoins et de son style de vie.

Mon voyage m'a appris l'importance de l'éducation, de l'expérimentation et de l'adaptabilité. J'ai compris que le bien-être ne se limite pas à une liste d'aliments, mais qu'il s'agit d'une approche globale de la santé physique et mentale.

Mon histoire est un rappel que chacun a le pouvoir de prendre en main sa santé et de trouver ce qui fonctionne le mieux pour lui. Que ce soit avec les super aliments ou d'autres choix alimentaires, il est essentiel de se concentrer sur l'équilibre, l'éducation et l'écoute de son corps.

9.3. Les régimes à la mode et les tendances alimentaires :

nous explorerons les régimes à la mode et les tendances alimentaires qui gagnent en popularité. Nous analyserons leur efficacité à long terme, en mettant en évidence les avantages et les inconvénients de ces approches spécifiques. Nous discuterons également de l'importance de l'adaptabilité et de la personnalisation de notre alimentation, en fonction de nos besoins individuels et de nos préférences. En fournissant des informations scientifiques objectives, nous aiderons les lecteurs à faire des choix alimentaires informés et durables.

Les régimes à la mode et les tendances alimentaires sont omniprésents de nos jours, promettant des résultats rapides et spectaculaires en matière de perte de poids. Cependant, il est important de comprendre que ces régimes souvent restrictifs et basés sur des modes passagères peuvent être préjudiciables à long terme. Il est essentiel de se méfier des régimes à la mode et de privilégier des approches plus durables pour atteindre nos objectifs de santé et de bien-être.

Voici 5 étapes pour atteindre votre objectif souhaité sans succomber aux régimes à la mode :

1. Éducation et recherche : Prenez le temps d'en apprendre davantage sur les différents régimes à la mode et tendances alimentaires. Faites des recherches, consultez des sources fiables et comprenez les fondements scientifiques derrière ces approches. Méfiez-vous des revendications exagérées ou non étayées par des preuves solides.
2. Établissement d'objectifs réalistes : Fixez des objectifs réalistes et spécifiques en matière de santé et de bien-être. Évitez de vous concentrer uniquement sur la perte de poids rapide, mais pensez plutôt à des objectifs liés à votre énergie, à votre niveau de forme physique ou à votre qualité de vie globale. Cela vous permettra de vous concentrer sur une approche holistique de votre santé plutôt que sur un chiffre sur la balance.
3. Alimentation équilibrée et variée : Adoptez une alimentation équilibrée et variée qui comprend tous les groupes alimentaires essentiels. Privilegiez les aliments non transformés et riches en

nutriments, comme les fruits, les légumes, les protéines maigres, les grains entiers et les graisses saines. Évitez les régimes restrictifs qui éliminent complètement certains groupes alimentaires, car cela peut entraîner des carences nutritionnelles.

4. Écoute de votre corps : Apprenez à écouter les signaux de votre corps pour déterminer ce qui vous convient le mieux. Soyez attentif à la faim, à la satiété et aux sensations alimentaires. Faites confiance à votre corps pour vous guider vers les aliments et les portions qui vous nourrissent et vous satisfont réellement.
5. Adoption d'un mode de vie sain : L'objectif ultime ne doit pas être de suivre un régime à court terme, mais plutôt d'adopter un mode de vie sain et durable. Intégrez l'activité physique régulière dans votre routine quotidienne, prenez soin de votre sommeil et gérez le stress de manière appropriée. Cultivez des habitudes positives qui vous aident à maintenir votre équilibre et votre bien-être à long terme.

Il est important de se rappeler que chaque individu est unique et que ce qui fonctionne pour une personne peut ne pas fonctionner pour une autre. Écoutez votre corps, soyez bien informé et faites des choix qui correspondent à vos besoins et à votre style de vie.

L'objectif est de créer un équilibre, de trouver des habitudes alimentaires saines et durables, et de vous engager dans un mode de vie qui vous permette de vous sentir bien, tant physiquement que mentalement. Évitez les régimes à la mode qui promettent des résultats rapides, mais qui peuvent être préjudiciables à votre santé à long terme. Privilégiez plutôt des choix alimentaires équilibrés, une approche globale du bien-être et une attitude positive envers votre corps et vous-même.
Laissez-moi vous raconter l'histoire inspirante de Sara, une femme qui a réussi à dépasser les régimes à la mode et à trouver une approche équilibrée pour atteindre ses objectifs de santé et de bien-être.

Sara était une personne passionnée par la recherche d'une vie saine et épanouissante. Au fil des années, elle avait essayé de nombreux régimes à la mode qui promettaient des résultats rapides. Malheureusement, ces régimes se sont révélés inefficaces et souvent insoutenables à long terme.

Fatiguée de cette spirale frustrante, Sara a décidé de prendre les choses en main d'une manière différente. Elle s'est engagée à faire des recherches approfondies sur la nutrition et à comprendre les principes scientifiques derrière une alimentation saine. Elle a consulté des experts, lu des études et échangé avec d'autres personnes partageant les mêmes objectifs.

Sara a rapidement compris que les régimes à la mode étaient souvent basés sur des stratégies restrictives qui ne tenaient pas compte des besoins individuels. Elle a décidé de se concentrer sur une approche plus équilibrée et durable.

Elle a commencé par établir des objectifs réalistes et mesurables pour sa santé et son bien-être. Au lieu de se fixer uniquement des objectifs de perte de poids, elle a cherché à améliorer son énergie, sa force et sa confiance en elle. Cela lui a permis de se concentrer sur une transformation globale plutôt que sur un simple chiffre sur la balance.

Sara a adopté une alimentation équilibrée et variée, en privilégiant les aliments entiers et nutritifs. Elle a appris à apprécier les légumes, les fruits, les protéines maigres et les graisses saines. Plutôt que de se priver de certains aliments, elle a choisi de modérer les portions et de trouver des alternatives plus saines pour satisfaire ses envies.

Une chose importante pour Sara était d'écouter son corps. Elle a appris à reconnaître les signaux de faim et de satiété, et à manger avec pleine conscience. Elle a compris que la nourriture était plus qu'un simple carburant, mais qu'elle pouvait aussi être une source de plaisir et de satisfaction.

En plus de l'alimentation, Sara a intégré l'activité physique régulière dans sa routine quotidienne. Elle a découvert des activités qu'elle aimait, comme la danse et la randonnée, et les a transformées en moments de joie et de reconnexion avec son corps.

Au fil du temps, Sara a remarqué des changements positifs dans sa santé et son bien-être. Elle avait plus d'énergie, une meilleure digestion et une confiance en elle renouvelée. Mais surtout, elle avait retrouvé un équilibre et une sérénité dans sa relation avec la nourriture et son corps.

L'histoire de Sara est une source d'inspiration pour tous ceux qui cherchent à trouver une approche saine et équilibrée pour atteindre leurs objectifs de santé. Elle nous rappelle que la clé du succès réside dans l'éducation, la persévérance et la capacité à écouter notre corps.

Aujourd'hui, Sara partage son histoire avec les autres, les encourageant à dépasser les régimes à la mode et à chercher une véritable transformation holistique. Elle est un exemple vivant qu'il est possible de trouver l'équilibre, la santé et le bien-être en adoptant une approche équilibrée et en écoutant son corps et ses besoins individuels

9.4. Les mythes courants de l'alimentation :

Nous passerons en revue certains des mythes courants de l'alimentation qui peuvent semer la confusion et nous éloigner d'une alimentation équilibrée. Nous aborderons des sujets tels que les calories, les graisses, les glucides, les protéines et d'autres idées fausses répandues. En expliquant les faits scientifiques derrière ces concepts, nous aiderons les lecteurs à démystifier ces mythes et à prendre des décisions alimentaires plus éclairées.

Dans notre quête pour atteindre une alimentation saine, nous sommes souvent confrontés à une multitude de mythes et d'idées fausses qui peuvent nous égarer. Il est essentiel de démystifier ces mythes et de s'appuyer sur des informations fondées sur des faits scientifiques. Voici quelques exemples de mythes courants de l'alimentation et les vérités qui les contredisent :

1. Mythe 1 : Les régimes sans glucides sont la clé pour perdre du poids. Réalité : Les glucides sont une source d'énergie essentielle pour notre corps. Les éliminer complètement peut entraîner des carences nutritionnelles et nuire à notre fonctionnement quotidien. Il est important de choisir des sources de glucides sains, tels que les grains entiers, les légumes et les fruits, et de les consommer avec modération.
2. Mythe 2 : Les graisses sont mauvaises pour la santé. Réalité : Toutes les graisses ne sont pas mauvaises. Les graisses saines, telles que les acides gras insaturés présents dans les avocats, les noix et les huiles végétales, sont essentielles pour une bonne santé. Il est important de choisir des graisses de qualité et de les consommer en quantité modérée dans le cadre d'une alimentation équilibrée.
3. Mythe 3: Les aliments "light" sont toujours meilleurs pour la santé. Réalité : Les aliments "light" sont souvent modifiés pour réduire leur teneur en matières grasses ou en sucre. Cependant, ils peuvent contenir des édulcorants artificiels et d'autres additifs pour compenser la perte de saveur. Il est important de lire attentivement les étiquettes et de privilégier les aliments naturels et non transformés autant que possible.
4. Mythe 4 : Les produits sans gluten sont plus sains pour tout le monde. Réalité : Le régime sans gluten est essentiel pour les personnes atteintes de la maladie cœliaque ou d'une sensibilité au gluten. Cependant, pour les personnes qui n'ont pas ces conditions, éliminer le gluten n'apporte pas nécessairement de bénéfices pour la santé. Il est préférable de choisir des grains entiers contenant du gluten, tels que le blé complet, l'orge et le seigle, qui sont riches en fibres et en nutriments.
5. Mythe 5 : Les compléments alimentaires peuvent remplacer une alimentation équilibrée. Réalité : Les compléments alimentaires peuvent être utiles pour combler des carences spécifiques, mais ils ne doivent pas remplacer une alimentation équilibrée et variée. Rien ne peut remplacer les nutriments présents naturellement dans les aliments entiers. Il est préférable de privilégier une alimentation diversifiée et de consulter un professionnel de la santé avant de prendre des compléments.

Il est important de se méfier des mythes de l'alimentation et de se tourner vers des sources fiables d'information pour prendre des décisions éclairées. L'éducation et la compréhension des fondements scientifiques de la nutrition sont essentielles pour démystifier ces idées fausses et adopter une approche saine de l'alimentation.

En restant informé et en évaluant de manière critique les informations que nous recevons, nous sommes mieux équipés pour prendre des décisions éclairées en matière d'alimentation et de

santé. En démystifiant les mythes courants, nous pouvons avancer vers une meilleure compréhension de notre corps et de nos besoins nutritionnels individuels
Voici un programme innovant pour une transformation corporelle saine et durable. Ce programme se concentre sur une approche holistique qui intègre l'alimentation, l'activité physique, la gestion du stress et la santé mentale :

Semaine 1 : Établir votre Vision et vos Objectifs

- Réfléchissez à votre vision de vous-même et de votre corps idéal.
- Définissez des objectifs spécifiques, mesurables et réalisables pour votre transformation.
- Créez un plan d'action pour atteindre ces objectifs en vous fixant des étapes réalisables.

Semaine 2 : Les Fondamentaux de l'Alimentation Saine

- Apprenez les principes de base d'une alimentation équilibrée et nourrissante.
- Explorez les macronutriments (glucides, protéines, lipides) et micronutriments essentiels pour votre santé.
- Découvrez les bienfaits de chaque groupe alimentaire et apprenez à les incorporer dans vos repas quotidiens.

Semaine 3 : Gestion des Portions et Manger Consciemment

- Découvrez des techniques pour contrôler les portions et éviter la suralimentation.
- Pratiquez la pleine conscience en mangeant pour développer une relation saine avec la nourriture.
- Utilisez des stratégies pratiques pour manger consciemment, telles que prendre le temps de savourer chaque bouchée et écouter les signaux de satiété de votre corps.

Semaine 4: Choix Alimentaires Intelligents

- Explorez les aliments bénéfiques pour la santé et la transformation corporelle.
- Apprenez à lire les étiquettes des produits alimentaires et à prendre des décisions éclairées au supermarché.
- Adoptez des stratégies pour faire des choix sains lors des repas au restaurant.

Semaine 5 : Stratégies de Planification des Repas

- Apprenez à planifier efficacement vos repas en fonction de vos objectifs et de votre emploi du temps.
- Préparez des repas en avance pour économiser du temps et éviter les choix alimentaires impulsifs.

- Expérimentez avec des recettes équilibrées et délicieuses pour rendre la planification des repas amusante et agréable.

Semaine 6 : L'Hydratation et les Suppléments

- Découvrez l'importance de l'hydratation pour votre santé et votre bien-être.
- Apprenez les bienfaits des suppléments nutritionnels bénéfiques et comment les incorporer de manière judicieuse dans votre régime alimentaire.
- Identifiez les meilleures sources d'hydratation et de suppléments pour répondre à vos besoins individuels.

Semaine 7 : Équilibrer l'Alimentation et le Mode de Vie

- Intégrez l'activité physique régulière dans votre routine quotidienne en choisissant des activités que vous aimez.
- Accordez une attention particulière à votre sommeil et apprenez des techniques de gestion du stress pour maintenir un équilibre sain.
- Cultivez une mentalité positive en pratiquant la gratitude, la méditation ou d'autres techniques de bien-être mental.

Semaine 8 : Nourrir l'esprit - Santé Mentale et Positivité

- Explorez le lien entre la santé mentale, l'alimentation et la transformation corporelle.
- Cultivez une mentalité positive en adoptant des pratiques de gratitude, de visualisation et d'affirmation.
- Développez des stratégies de gestion du stress pour maintenir un équilibre émotionnel et une santé mentale optimale.

Ce programme innovant est conçu pour vous aider à atteindre vos objectifs de transformation corporelle tout en prenant soin de votre santé globale. Il combine des connaissances scientifiques, des techniques pratiques et une approche holistique pour créer un plan personnalisé adapté à vos besoins individuels. Souvenez-vous que chaque personne est unique. Laissez-moi vous raconter l'histoire inspirante de Brian, un homme qui a réussi à transformer sa vie grâce à un programme novateur de bien-être.

Brian était un homme d'affaires ambitieux et très occupé. Il travaillait de longues heures et avait peu de temps pour prendre soin de lui-même. Son mode de vie sédentaire et ses habitudes alimentaires négligées commençaient à avoir un impact sur sa santé et son bien

-être.

Un jour, Brian a réalisé qu'il devait faire un changement radical s'il voulait vivre une vie pleine de vitalité et de bonheur. Il a commencé à rechercher des solutions pour améliorer sa santé et sa condition physique, mais il était submergé par la quantité d'informations contradictoires disponibles.

C'est alors qu'il a découvert un programme novateur de bien-être qui offrait une approche holistique et personnalisée. Le programme était conçu pour aider les individus à transformer leur vie en intégrant des changements positifs dans tous les aspects de leur existence.

Brian a décidé de se lancer dans cette aventure et a commencé par définir sa vision et ses objectifs pour sa transformation personnelle. Il voulait retrouver une énergie débordante, renforcer son corps et développer une mentalité positive.

Au fil des semaines, Brian a suivi les différentes étapes du programme. Il a appris les fondamentaux d'une alimentation saine et équilibrée, a découvert les bienfaits de l'activité physique régulière et a exploré des techniques de gestion du stress et de développement personnel.

Une partie du programme consistait à créer un plan d'action personnalisé adapté aux besoins et aux préférences de Brian. Il a été guidé pour choisir les aliments nourrissants qui convenaient à son corps, à planifier ses repas et à faire des choix alimentaires intelligents, même lorsqu'il était occupé.

Brian a également découvert l'importance de l'exercice régulier et a intégré des séances d'entraînement dans sa routine quotidienne. Il a exploré différentes formes d'exercice, y compris la musculation, le cardio et le yoga, et a trouvé celles qui lui convenaient le mieux.

Une partie essentielle du programme était axée sur la santé mentale et le bien-être émotionnel. Brian a appris des techniques de méditation, de respiration consciente et de gestion du stress qui l'ont aidé à cultiver une mentalité positive et à gérer les défis de sa vie professionnelle.

Au fil des mois, Brian a commencé à ressentir les bienfaits de sa transformation. Il avait plus d'énergie, une meilleure concentration et une attitude positive envers la vie. Il était fier des progrès qu'il avait accomplis et était devenu une source d'inspiration pour ses collègues et ses proches.

Aujourd'hui, Brian continue de vivre selon les principes du programme novateur de bien-être. Il a intégré les changements positifs dans son mode de vie et les a transformés en habitudes durables. Il maintient son équilibre entre le travail, l'alimentation saine, l'activité physique régulière et la gestion du stress, tout en poursuivant ses objectifs personnels et professionnels.

L'histoire de Brian nous rappelle l'importance de prendre soin de nous-mêmes et d'investir dans notre bien-être global. Grâce à son engagement et à sa détermination, il a réussi à transformer sa vie et à devenir la meilleure version de lui-même. Sa réussite est un témoignage du pouvoir d'un programme novateur de bien-être et de la capacité de chacun à changer sa vie en adoptant des habitudes positives.

Conclusion : Dans ce chapitre, nous avons démystifié les mythes et les idées reçues courantes sur l'alimentation et la perte de poids En fournissant des informations basées sur des faits scientifiques, nous avons pu éclairer les lecteurs sur les véritables aspects de l'éducation alimentaire. Nous avons exploré les régimes restrictifs, les superaliments, les régimes miracles et les tendances alimentaires, en démêlant les faits des fausses promesses. De plus, nous avons passé en revue les mythes courants de l'alimentation, en clarifiant les concepts tels que les calories, les graisses, les glucides et les protéines.

En comprenant ces concepts et en rejetant les idées fausses, les lecteurs sont mieux équipés pour prendre des décisions éclairées en matière d'alimentation. Ils peuvent adopter une approche plus équilibrée et durable, basée sur des preuves scientifiques, pour atteindre leurs objectifs de bien-être.

Pour conclure ce chapitre, rappelons-nous que l'éducation alimentaire est une clé essentielle pour démystifier les mythes et les idées reçues. En nous appuyant sur des informations scientifiques fiables, nous pouvons faire des choix alimentaires informés, établir une relation saine avec la nourriture et atteindre nos objectifs de transformation corporelle de manière durable.

Dans le prochain chapitre, nous aborderons la clé n°10 : Évolution Durable : Intégrer les Changements à Long Terme pour un Bien-Être Continu.

Nous explorerons comment maintenir la cohérence dans nos efforts de bien-être tout en restant flexibles et ouverts aux changements nécessaires pour une évolution continue.

Chapitre 10 : : Clé n°10 - Évolution Durable : Intégrer les Changements à Long Terme pour un Bien-Être Continu

- ***Conseils pour consolider les changements alimentaires et maintenir les résultats obtenus à long terme.***
- ***Stratégies pour adopter une approche durable de l'alimentation et du bien-être.***

Introduction :

Bienvenue dans le dernier chapitre de notre livre, qui met en lumière la clé n°10 - Évolution Durable : Intégrer les Changements à Long Terme pour un Bien-Être Continu. Dans ce chapitre, nous explorerons des stratégies essentielles pour consolider les changements alimentaires et maintenir les résultats obtenus à long terme. Nous aborderons également des approches scientifiques et des histoires inspirantes pour vous guider vers une approche durable de l'alimentation et du bien-être. Préparez-vous à découvrir des conseils pratiques qui vous aideront à maintenir votre transformation corporelle et à vivre une vie saine et épanouissante.

10.1 : Réflexion et Auto-évaluation :

- Prenez le temps de réfléchir sur votre parcours de transformation jusqu'à présent.
- Évaluez les changements que vous avez apportés à votre alimentation et à votre mode de vie.
- Identifiez les aspects qui fonctionnent bien et ceux qui nécessitent encore des ajustements.

Lorsque nous entreprenons une transformation corporelle, il est essentiel de prendre le temps de réfléchir sur notre parcours jusqu'à présent. Cela nous permet d'évaluer nos progrès, de célébrer nos réussites et de prendre conscience des domaines qui nécessitent encore des ajustements. Voici une méthode scientifique et une histoire personnelle pour vous guider dans cette réflexion et auto-évaluation.

Méthode scientifique :

1. Journal de bord : Tenez un journal de bord pour suivre vos choix alimentaires, votre activité physique, vos émotions et votre niveau d'énergie. Notez les moments où vous vous sentez le plus satisfait(e) de vos choix et ceux où vous pourriez améliorer vos habitudes. Analysez les tendances et les schémas qui se dégagent de vos observations.
2. Évaluation des objectifs : Revisitez les objectifs que vous avez fixés au début de votre parcours. Évaluez dans quelle mesure vous les avez atteints et notez les obstacles ou les défis rencontrés en cours de route. Identifiez les ajustements nécessaires pour continuer à progresser vers ces objectifs.
3. Feedback des autres : Demandez à votre entourage de partager leur perception de votre transformation. Leurs observations peuvent vous donner un éclairage différent et vous aider à identifier des aspects sur lesquels vous pourriez vous concentrer davantage.

Histoire personnelle :

Laissez-moi vous raconter l'histoire inspirante de Michelle, qui a entrepris une transformation corporelle avec détermination et persévérance. Après des années de mauvaises habitudes alimentaires et un mode de vie sédentaire, Michelle a décidé qu'il était temps de prendre sa santé en main.

Elle a commencé par évaluer ses habitudes alimentaires et a pris conscience de la quantité de nourriture transformée et riche en calories qu'elle consommait régulièrement. Elle a noté les moments où elle se sentait le plus satisfaite de ses choix, comme lorsque son assiette était colorée avec des légumes frais et des protéines maigres. Cependant, elle a également identifié des moments de faiblesse, comme les fringales nocturnes devant la télévision.

En évaluant ses objectifs, Michelle a réalisé qu'elle avait déjà fait des progrès significatifs en réduisant sa consommation de boissons sucrées et en augmentant sa consommation d'eau. Cependant, elle s'est rendu compte qu'elle devait encore travailler sur sa consommation de sucreries et de snacks salés, qui étaient des sources de réconfort lorsqu'elle était stressée.

Pour obtenir des feedbacks supplémentaires, Michelle a partagé ses objectifs avec ses proches et ses amis les plus proches. Leur soutien et leurs encouragements l'ont motivée à continuer à s'améliorer.

En combinant la méthode scientifique et son histoire personnelle, Michelle a pu réfléchir de manière objective sur son parcours de transformation. Elle a identifié les aspects positifs sur lesquels elle pouvait s'appuyer, tout en étant consciente des domaines nécessitant des ajustements.

Que vous utilisiez une méthode scientifique ou que vous partagiez votre histoire personnelle, la réflexion et l'auto-évaluation sont des outils puissants pour vous aider à comprendre votre parcours et à définir les prochaines étapes de votre transformation. Profitez de cette opportunité pour célébrer vos succès et vous engager à poursuivre votre évolution vers un bien-être optimal.

Continuez à vous soutenir et à vous encourager tout au long de ce processus. Vous êtes sur la bonne voie pour atteindre vos objectifs et vivre une vie saine et épanouissante.

10.2 : Fixer de Nouveaux Objectifs :

- Réévaluez vos objectifs initiaux et définissez de nouveaux objectifs pour continuer votre évolution.
- Assurez-vous que vos nouveaux objectifs sont réalistes, mesurables et alignés avec votre vision à long terme.

- Identifiez les étapes et les actions spécifiques nécessaires pour atteindre ces nouveaux objectifs.

Permettez-moi de vous raconter l'histoire inspirante de Tom, un homme déterminé à continuer son voyage de transformation corporelle. Après avoir atteint ses objectifs initiaux, Tom a ressenti le besoin de se fixer de nouveaux défis pour continuer à évoluer et à maintenir son bien-être.

Tom a commencé par réfléchir à son parcours et à célébrer les accomplissements qu'il avait déjà réalisés. Il s'est rendu compte que ses objectifs initiaux étaient atteints et qu'il était prêt à se fixer de nouveaux objectifs pour maintenir sa motivation et sa progression.

Il a pris le temps de réfléchir à sa vision à long terme et a décidé de se concentrer sur des aspects spécifiques de sa santé et de son bien-être. Voici les 10 nouveaux objectifs qu'il s'est fixés :

1. Augmenter la force musculaire : Tom souhaite améliorer sa force et sa résistance musculaire en intégrant un programme d'entraînement en force dans sa routine hebdomadaire.
2. Améliorer la flexibilité : Il veut travailler sur sa souplesse en incorporant des exercices d'étirement et de mobilité dans sa routine quotidienne.
3. Maintenir un pourcentage de graisse corporelle sain : Tom se fixe un objectif précis de pourcentage de graisse corporelle à atteindre et à maintenir pour assurer une composition corporelle optimale.
4. Explorer de nouvelles activités physiques : Il souhaite essayer de nouvelles formes d'exercices, comme le yoga, le pilates ou la danse, pour diversifier son entraînement et maintenir sa motivation.
5. Cultiver une pratique de méditation quotidienne : Tom veut intégrer la méditation dans sa routine quotidienne pour gérer le stress et favoriser une santé mentale équilibrée.
6. Établir un équilibre travail-vie personnelle : Il se fixe l'objectif de définir des limites claires entre son travail et sa vie personnelle afin de préserver son bien-être global.
7. Approfondir ses connaissances en nutrition : Tom souhaite continuer à se former sur la nutrition et à explorer de nouvelles recettes saines pour soutenir ses objectifs de bien-être.
8. Participer à une course ou à un événement sportif : Il veut se fixer un défi physique, comme courir un semi-marathon ou participer à un triathlon, pour tester ses capacités et maintenir sa motivation.
9. Pratiquer la gratitude quotidienne : Tom souhaite adopter une attitude de gratitude envers sa santé et son corps, en notant chaque jour trois choses pour lesquelles il est reconnaissant.
10. S'engager dans une communauté de soutien : Il veut rejoindre une communauté de personnes partageant les mêmes objectifs pour s'entourer de soutien, d'inspiration et de motivation.

Tom a défini ces nouveaux objectifs en gardant à l'esprit qu'ils doivent être réalistes, mesurables et alignés avec sa vision à long terme. Il a identifié les étapes et les actions spécifiques nécessaires pour atteindre chacun de ces objectifs.

En vous inspirant de l'histoire de Tom, réfléchissez à vos propres objectifs et fixez-vous de nouveaux défis pour continuer votre évolution. Pensez à ce qui est important pour vous et alignez vos objectifs sur votre vision à long terme. Assurez-vous qu'ils sont réalistes et mesurables, et identifiez les étapes concrètes que vous pouvez prendre pour les atteindre.

Souvenez-vous que chaque objectif est une occasion d'apprendre, de grandir et de vous rapprocher de votre meilleure version. Continuez à vous engager et à vous soutenir dans votre parcours de transformation. Vous êtes capable de réaliser des choses extraordinaires et de vivre une vie saine et épanouissante.

10.3 : Maintenir la Motivation :

- Explorez des stratégies pour maintenir votre motivation tout au long de votre parcours de transformation.
- Identifiez ce qui vous motive personnellement et trouvez des moyens de renforcer cette motivation.
- Utilisez des techniques de visualisation, de gratitude et de récompense pour maintenir un état d'esprit positif et motivé.

Pour maintenir votre motivation tout au long de votre parcours de transformation, il est essentiel d'explorer des stratégies qui vous permettront de rester engagé(e) et inspiré(e). Voici un programme de QI personnel (Quotient d'Inspiration) ainsi qu'une histoire motivante pour vous guider dans cette démarche.

Programme de QI Personnel:

1. Auto-réflexion : Prenez le temps de vous connaître vous-même et de comprendre ce qui vous motive réellement. Réfléchissez à vos valeurs, à vos passions et à vos aspirations. Identifiez ce qui vous donne de l'énergie et de la joie dans votre parcours de transformation. Utilisez cette connaissance pour alimenter votre motivation.
2. Objectifs alignés : Assurez-vous que vos objectifs sont alignés avec vos valeurs et vos aspirations. Ils doivent être significatifs pour vous, en lien avec votre vision à long terme. Définissez des objectifs spécifiques, mesurables, atteignables, réalistes et temporellement définis (SMART) pour maintenir votre motivation sur le long terme.
3. Visualisation positive : Utilisez la puissance de la visualisation pour vous imaginer atteindre vos objectifs. Créez des images mentales claires et vivantes de votre corps transformé et de votre bien-être. Visualisez-vous en train de vivre une vie saine, active et épanouissante. Cette

pratique régulière renforcera votre motivation et vous aidera à rester concentré(e) sur vos objectifs.

4. Gratitude quotidienne : Cultivez une pratique de gratitude en notant chaque jour trois choses pour lesquelles vous êtes reconnaissant(e) dans votre parcours de transformation. Cela vous permettra de vous concentrer sur les aspects positifs de votre vie et de renforcer votre état d'esprit positif.
5. Journal de progrès : Tenez un journal de progrès pour documenter vos réalisations, petits et grands. Notez vos victoires, vos moments de fierté et les obstacles que vous avez surmontés. Relisez régulièrement votre journal pour vous rappeler de votre parcours et de votre capacité à progresser.
6. Récompenses saines : Définissez des récompenses saines pour vous féliciter de vos efforts et de vos réalisations. Ces récompenses peuvent être des moments de détente, des activités que vous aimez, des soins personnels ou même de nouveaux vêtements pour célébrer vos succès. Veillez à choisir des récompenses qui soutiennent votre parcours de transformation plutôt que de compromettre vos objectifs.

Histoire motivante :

Laissez-moi vous raconter l'histoire inspirante de Laura, une femme déterminée à transformer sa vie. Au début de son parcours, Laura était motivée par son désir de retrouver une bonne santé et une confiance en soi perdue. Elle a utilisé des techniques de visualisation pour se représenter elle-même en train de vivre une vie équilibrée, active et épanouissante.

Chaque matin, Laura prenait quelques instants pour visualiser son corps transformé, se sentir énergisée et ressentir la fierté d'avoir atteint ses objectifs. Elle s'imprégnait de cette image positive et se rappelait constamment pourquoi elle s'était engagée dans ce parcours de transformation.

Laura pratiquait également la gratitude quotidienne. Chaque soir, elle notait trois choses pour lesquelles elle était reconnaissante dans sa journée de transformation. Cela lui permettait de se concentrer sur les petits progrès et les moments de joie, renforçant ainsi son état d'esprit positif et sa motivation.

Pour maintenir son engagement, Laura utilisait son journal de progrès pour documenter ses réalisations. Elle notait les petits pas accomplis, comme essayer de nouvelles recettes saines, augmenter son endurance lors de ses séances d'entraînement et surmonter les tentations alimentaires. Ces réussites lui rappelaient constamment son potentiel et sa détermination à continuer son parcours.

Laura s'accordait également des récompenses saines lorsqu'elle atteignait des jalons importants. Elle se permettait des moments de détente, comme des massages ou des promenades relaxantes dans la nature. Ces récompenses la motivaient à poursuivre ses efforts et à maintenir sa progression vers un bien-être durable.

En vous inspirant de l'histoire de Laura, utilisez le programme de QI Personnel et trouvez des stratégies qui vous permettront de maintenir votre motivation tout au long de votre parcours. Rappelez-vous que votre motivation est unique, et il est important de nourrir ce qui vous inspire et vous donne de l'énergie. Continuez à vous soutenir et à vous encourager dans cette aventure transformative. Vous êtes sur le point de réaliser des changements positifs durables dans votre vie.

10.4 : Faire Face aux Obstacles :

- Apprenez à anticiper et à surmonter les obstacles qui peuvent se présenter sur votre chemin.
- Identifiez les facteurs de stress et les déclencheurs qui pourraient vous amener à dévier de votre plan.
- Développez des stratégies pour faire face aux défis et rester fidèle à vos nouvelles habitudes alimentaires et à votre mode de vie sain.

  - Introduction : Dans notre parcours de transformation, il est inévitable de rencontrer des obstacles qui peuvent nous détourner de nos objectifs. Dans ce sous-chapitre, nous allons explorer comment faire face à ces défis et développer des stratégies pour rester fidèle à vos nouvelles habitudes alimentaires et à votre mode de vie sain. Pour illustrer ces concepts, laissez-moi vous raconter l'histoire inspirante de John, qui a surmonté divers obstacles pour maintenir sa transformation.
  - Histoire de John : John, un homme déterminé à améliorer sa santé et son bien-être, a entrepris un voyage de transformation. Au début, il était motivé et engagé, mais il a rapidement rencontré des obstacles qui menaçaient de le faire dévier de son parcours.
  - L'un des principaux obstacles auxquels John a été confronté était le stress lié à son travail. Ses longues heures de travail et ses responsabilités l'ont souvent conduit à se tourner vers la nourriture réconfortante et à négliger ses séances d'entraînement. Cependant, John a pris conscience de ce déclencheur et a développé des stratégies pour y faire face.
  - Il a commencé par identifier les moments de stress les plus intenses et a cherché des alternatives saines pour faire face à ces situations. Au lieu de se tourner vers la nourriture, il a utilisé des techniques de gestion du stress telles que la méditation, la respiration profonde et la marche pour se calmer et retrouver son équilibre émotionnel.
  - De plus, John a établi des limites claires entre son travail et sa vie personnelle. Il a réservé du temps chaque jour pour des activités qui le détendaient et le revitalisaient, comme la lecture, les promenades en nature et les moments de qualité avec sa famille. Cela lui a permis de réduire son niveau de stress global et d'éviter les comportements alimentaires compensatoires.

- Un autre obstacle auquel John a dû faire face était la tentation constante des aliments malsains qui l'entouraient, que ce soit lors des sorties avec des amis ou dans les environnements de travail. Il a développé des stratégies pour résister à ces tentations en préparant des collations saines à emporter et en choisissant des options nutritives lors des sorties.
- John a également formé un réseau de soutien en partageant son parcours avec des amis et des membres de sa famille qui le soutenaient dans ses choix sains. Ces personnes lui ont apporté un soutien émotionnel, l'ont encouragé et lui ont rappelé son engagement envers sa transformation.
- Conclusion : L'histoire de John illustre l'importance de faire face aux obstacles qui peuvent surgir sur notre chemin de transformation. En identifiant les facteurs de stress, les déclencheurs et les tentations, nous pouvons développer des stratégies pour les surmonter et rester fidèles à nos nouvelles habitudes alimentaires et à notre mode de vie sain.
- En faisant preuve de résilience, de détermination et en utilisant des outils tels que la gestion du stress, l'établissement de limites et la création d'un réseau de soutien, nous pouvons faire face aux défis et continuer à progresser vers notre bien-être optimal. Souvenez-vous que chaque obstacle surmonté est une occasion de grandir et de renforcer votre engagement envers votre transformation.
- Continuez à vous soutenir et à vous encourager tout au long de ce parcours. Vous êtes capable de surmonter tous les obstacles qui se dressent sur votre chemin et d'atteindre vos objectifs de santé et de bien-être. Restez motivé(e), persévérez et croyez en votre potentiel. Vous êtes sur le point de réaliser une transformation durable et positive dans votre vie.

10.5 : Cultiver la Consistance:

- Mettez l'accent sur la consista
- nce plutôt que sur la perfection.
- Identifiez les habitudes qui soutiennent votre bien-être et travaillez à les intégrer de manière cohérente dans votre quotidien.
- Explorez des techniques pour gérer les écarts occasionnels et vous remettre sur la bonne voie sans culpabilité excessive.
- Introduction : Dans notre parcours de transformation, la clé de la réussite réside souvent dans la consistence plutôt que dans la perfection. Dans ce sous-chapitre, nous allons explorer l'importance de la consistence dans vos habitudes alimentaires et de vie, ainsi que des techniques pour cultiver cette consistence de manière durable. En adoptant une approche cohérente et en gérant les écarts occasionnels de manière saine, vous pouvez maintenir vos progrès et votre bien-être à long terme.

- La Puissance de la Consistance : La consistence dans vos habitudes alimentaires et de vie est essentielle pour obtenir des résultats durables. Lorsque vous êtes consistant(e), vous créez un environnement propice à la réussite de votre transformation corporelle. Vos habitudes deviennent automatiques et intégrées dans votre quotidien, ce qui facilite leur maintien sur le long terme.
- Identifier les Habitudes Soutenant le Bien-Être : Pour cultiver la consistence, il est important d'identifier les habitudes spécifiques qui soutiennent votre bien-être. Réfléchissez à vos habitudes alimentaires, à votre activité physique, à votre sommeil, à votre gestion du stress et à d'autres aspects de votre vie. Identifiez les habitudes qui ont eu un impact positif sur votre transformation et votre bien-être, et mettez l'accent sur leur intégration cohérente dans votre quotidien.
- Travailler à l'Intégration Cohérente : Une fois que vous avez identifié les habitudes qui vous soutiennent, travaillez à les intégrer de manière cohérente dans votre quotidien. Créez un emploi du temps régulier pour les repas, l'activité physique, le sommeil et d'autres pratiques de bien-être. Établissez des rappels et des routines pour vous aider à respecter vos engagements envers vous-même. En faisant de ces habitudes une priorité constante, vous renforcez la consistence et la durabilité de vos efforts.
- Gérer les Écarts Occasionnels de Manière Saine : Il est important de reconnaître que des écarts occasionnels peuvent survenir et ne doivent pas être source de culpabilité excessive. La perfection n'est pas réaliste ni nécessaire dans votre parcours de transformation. Apprenez à gérer ces écarts de manière saine et constructive. Faites preuve de bienveillance envers vous-même et utilisez-les comme des occasions d'apprentissage et de croissance. Revenez rapidement à vos habitudes saines sans vous laisser décourager.
- Utiliser la Science du Changement de Comportement : Pour cultiver la consistence, il peut être utile de comprendre la science du changement de comportement. Explorez des techniques telles que l'ancrage, l'association positive, la récompense et la modélisation pour renforcer vos habitudes saines. Utilisez des rappels visuels, des affirmations positives et des stratégies d'auto-motivation pour maintenir votre engagement envers la consistence.
- Conclusion : La consistence est la clé pour maintenir votre transformation corporelle et votre bien-être à long terme. En identifiant les habitudes qui soutiennent votre bien-être et en travaillant à les intégrer de manière cohérente, vous créez un environnement favorable à la réussite de vos objectifs. Soyez bienveillant(e) envers vous-même et gérez les écarts occasionnels de manière saine. En utilisant les connaissances scientifiques sur le changement de comportement, vous pouvez cultiver la consistence et maintenir vos progrès pour une transformation durable et positive. Continuez à vous soutenir et à vous encourager tout au long de ce parcours. Vous êtes capable de maintenir votre bien-être et d'atteindre une évolution à long terme.

Sophie était une femme déterminée à apporter des changements positifs dans sa vie. Après des années de lutte avec son poids et son bien-être, elle décida de se lancer dans un parcours de transformation corporelle et de bien-être.

Au début de son voyage, Sophie était motivée et prête à tout donner pour atteindre ses objectifs. Elle s'engagea à adopter de nouvelles habitudes alimentaires saines, à faire de l'exercice régulièrement et à prendre soin de sa santé mentale. Cependant, elle savait que maintenir ces changements à long terme serait un défi.

Sophie comprit rapidement l'importance de la consistence dans ses habitudes. Elle savait qu'il ne suffisait pas de suivre un régime strict pendant quelques semaines pour obtenir des résultats durables. Elle devait intégrer ces nouvelles habitudes dans son mode de vie de manière cohérente. Elle commença par identifier les habitudes qui lui étaient bénéfiques. Elle découvrit qu'en planifiant ses repas à l'avance, en faisant ses courses de manière consciente et en cuisinant des repas nutritifs, elle était plus encline à maintenir une alimentation équilibrée. De plus, elle aimait l'effet bénéfique que l'exercice avait sur son humeur et son énergie. Elle s'engagea donc à intégrer des séances d'entraînement régulières dans sa semaine, en trouvant des activités physiques qui lui plaisaient vraiment.

Sophie se rendit compte que la consistance ne signifiait pas être parfaitement rigide. Elle savait qu'il y aurait des moments où elle pourrait s'éloigner de ses habitudes saines, que ce soit lors d'un événement spécial ou d'une occasion spéciale. Mais elle apprit à gérer ces écarts occasionnels de manière saine et sans culpabilité excessive. Elle ne se laissait pas décourager par ces moments, mais les considérait plutôt comme des opportunités de se reconnecter avec ses objectifs et de se remettre sur la bonne voie rapidement.

Sophie utilisait également des techniques scientifiquement prouvées pour renforcer sa consistance. Elle se fixait des rappels visuels, comme des affirmations positives ou des images inspirantes, pour maintenir sa motivation. Elle avait également trouvé un groupe de soutien en ligne où elle partageait ses succès et ses défis avec d'autres personnes ayant des objectifs similaires. Ce réseau de soutien lui offrait un soutien émotionnel précieux et l'encourageait à continuer ses efforts.

Avec le temps, Sophie constata des changements significatifs dans son corps et dans son bien-être général. Mais surtout, elle ressentait une confiance et une fierté envers elle-même pour avoir maintenu sa consistance à long terme. Elle savait qu'elle avait créé de nouvelles habitudes saines qui étaient ancrées dans son mode de vie, et cela lui procurait une satisfaction durable.

L'histoire de Sophie illustre l'importance de la consistance dans la transformation corporelle et le bien-être à long terme. En identifiant les habitudes qui vous soutiennent, en travaillant à les intégrer de manière cohérente et en gérant les écarts occasionnels de manière saine, vous pouvez maintenir vos progrès et votre bien-être sur le long terme. Restez engagé(e), faites preuve de bienveillance envers vous-même et croyez en votre capacité à atteindre une évolution durable et positive.

Conclusion :

Félicitations d'avoir parcouru ce livre et d'avoir exploré les 10 clés essentielles pour une transformation corporelle durable. Vous avez acquis des connaissances précieuses sur la nutrition, le bien-être et les stratégies pratiques pour atteindre vos objectifs de santé.

Rappelez-vous que la transformation corporelle est un voyage continu. Il nécessite de la patience, de l'engagement et de l'adaptabilité. Utilisez les conseils et les stratégies présentés dans ce livre pour intégrer les changements à long terme dans votre vie quotidienne et maintenir votre bien-être.

N'oubliez pas que vous êtes capable de réaliser des progrès significatifs et durables. Chaque petit pas compte, et chaque choix positif que vous faites contribue à votre évolution personnelle.

Que cette clé finale - l'évolution durable - soit le point de départ de votre parcours continu vers une vie saine et épanouissante. Continuez à vous nourrir de connaissances, à vous soutenir mutuellement et à faire preuve de bienveillance envers vous-même.

Vous avez le pouvoir de créer le changement que vous désirez dans votre vie. Nous vous souhaitons le meilleur dans votre voyage vers un corps transformé et un bien-être continu !

Le voyage vers la transformation corporelle et le bien-être absolu est une entreprise passionnante et gratifiante. À travers les 10 clés présentées dans cet ouvrage, vous avez découvert des outils précieux pour vous guider tout au long de ce parcours de 90 jours. Voici un récapitulatif des différentes leçons apprises :

1. Établir votre Vision et vos Objectifs : L'importance de définir une vision claire et des objectifs spécifiques pour orienter vos actions et maintenir votre motivation.
2. Les Fondamentaux de l'Alimentation Saine : Comprendre les principes d'une alimentation équilibrée, les macronutriments, les micronutriments et l'importance de chaque groupe alimentaire pour nourrir votre corps de manière optimale.
3. Les Clés de la Gestion des Portions : Apprendre des techniques pour contrôler les portions, manger consciemment et développer une relation saine avec la nourriture.
4. Choix Alimentaires Intelligents : Explorer les aliments bénéfiques pour votre santé et votre transformation corporelle, ainsi que des conseils pour faire des choix éclairés dans toutes les situations.
5. Stratégies de Planification des Repas : Découvrir des méthodes efficaces pour planifier vos repas en fonction de vos objectifs et de votre mode de vie, ainsi que des astuces pour la préparation des repas en avance et la gestion du temps.
6. La Puissance de l'Hydratation et des Suppléments : Comprendre l'importance de l'hydratation pour votre santé et votre perte de poids, ainsi que les suppléments nutritionnels bénéfiques pour soutenir votre transformation corporelle.

7. Équilibrer l'Alimentation et le Mode de Vie : Adopter une approche holistique en intégrant l'exercice, le sommeil et la gestion du stress dans votre quotidien pour maintenir un équilibre sain.
8. Nourrir l'esprit : Reconnaître le lien étroit entre la santé mentale, l'alimentation et la transformation corporelle, et utiliser des techniques pour cultiver une mentalité positive et gérer le stress.
9. Éducation Alimentaire : Démystifier les mythes et les idées reçues sur l'alimentation et la perte de poids en vous basant sur des faits scientifiques, afin de prendre des décisions éclairées.
10. Évolution Durable : Consolider les changements alimentaires et maintenir les résultats à long terme en adoptant une approche durable de l'alimentation et du bien-être, en cultivant la consistence et en surmontant les obstacles.

En suivant ces 10 clés, vous avez acquis les connaissances nécessaires pour transformer votre corps en 90 jours et maintenir un bien-être absolu. Rappelez-vous que ce voyage est unique pour chacun, et il est important d'adapter ces principes à votre propre situation et à vos besoins.

Alors, engagez-vous envers vous-même, soyez persévérant(e) et bienveillant(e) envers vous-même tout au long de ce parcours. Vous avez maintenant les outils nécessaires pour atteindre vos objectifs de transformation corporelle et cultiver un bien-être durable. Bon voyage vers une vie épanouissante et saine !
Il était une fois une femme nommée Emma, qui avait toujours rêvé de retrouver une forme physique optimale et un bien-être absolu. Après des années de mauvaises habitudes alimentaires et de mode de vie sédentaire, elle décida de se lancer dans un voyage de transformation corporelle.

Emma savait que pour réussir, elle devait adopter une approche holistique et intégrer les 10 clés d'une alimentation gagnante et d'un bien-être absolu. Elle commença par établir sa vision et ses objectifs, en se visualisant dans le corps en pleine santé et en écrivant ses objectifs spécifiques pour les 90 prochains jours.

Elle plongea ensuite dans les fondamentaux de l'alimentation saine, en apprenant l'importance des macronutriments, des micronutriments et des différents groupes alimentaires. Armée de ces connaissances, elle commença à faire des choix alimentaires intelligents, en privilégiant les aliments bénéfiques pour sa santé et sa transformation corporelle.

Emma comprit également l'importance de la gestion des portions et de manger consciemment. Elle utilisa des techniques pour contrôler ses portions et développa une relation saine avec la nourriture. Elle apprit à planifier efficacement ses repas, en préparant ses repas à l'avance et en gérant son temps de manière stratégique.

L'hydratation et les suppléments nutritionnels étaient également des éléments clés de sa transformation. Emma s'assura de rester hydratée tout au long de la journée et d'intégrer les suppléments nutritionnels bénéfiques à son régime alimentaire.

Mais le parcours d'Emma ne se limitait pas à l'alimentation et à l'hydratation. Elle savait que pour atteindre un bien-être absolu, elle devait équilibrer son alimentation avec un mode de vie sain. Elle fit de l'exercice régulièrement, accorda une attention particulière à la qualité de son sommeil et apprit à gérer le stress de manière efficace.

Au fil des semaines, Emma rencontra des obstacles et des défis, mais elle les affronta avec détermination. Elle utilisa des stratégies pour maintenir sa motivation, cultiva une mentalité positive et adopta des pratiques de pleine conscience pour rester ancrée dans le moment présent.

L'éducation alimentaire joua également un rôle crucial dans la transformation d'Emma. Elle démystifia les mythes et les idées reçues sur l'alimentation et la perte de poids, en se basant sur des faits scientifiques. Elle prit des décisions éclairées et fit des choix alimentaires en toute confiance.

Enfin, Emma intégra tous les changements à long terme dans sa vie quotidienne. Elle savait que la transformation était un processus continu et qu'elle devait maintenir sa consistence pour préserver les résultats obtenus. Elle savoura chaque victoire, quelle qu'elle soit, et utilisa son parcours pour inspirer les autres à poursuivre leurs propres transformations.

Aujourd'hui, Emma est une nouvelle personne. Elle rayonne de santé, de vitalité et de bonheur. Son parcours de transformation lui a non seulement permis de retrouver une forme physique optimale, mais aussi de cultiver un bien-être absolu dans tous les aspects de sa vie.

Et vous, cher lecteur, quel est votre propre parcours de transformation ? Quelles clés allez-vous utiliser pour atteindre votre corps idéal et un bien-être absolu ? Souvenez-vous de l'histoire inspirante d'Emma et de son voyage de 90 jours. Vous aussi, vous pouvez transformer votre corps et votre vie. Engagez-vous envers vous-même, utilisez les clés qui résonnent avec vous et poursuivez votre propre aventure de transformation. Le pouvoir est entre vos mains.

Fin du livre.

BIBLIOGRAPHIE :

- **Livres :**

1. Livres généraux sur la nutrition et le bien-être :

- "La santé dans l'assiette" par Dr. Natasha Campbell-McBride
- "The Blue Zones Solution" par Dan Buettner
- "Food Rules: An Eater's Manual" par Michael Pollan
- "The China Study" par T. Colin Campbell et Thomas M. Campbell II
- "The Omnivore's Dilemma" par Michael Pollan
- "In Defense of Food" par Michael Pollan
- "The Mind-Gut Connection" par Emeran Mayer

2. Livres sur l'alimentation équilibrée et les groupes alimentaires :

- "Nutrition: Concepts and Controversies" par Frances Sizer et Ellie Whitney
- "Food and Nutrition: What Everyone Needs to Know" par P.K. Newby
- "The Essential Guide to Nutrient Requirements" par Judith Sharlin et Sari Edelstein
- "The End of Overeating: Taking Control of the Insatiable American Appetite" par David A. Kessler

3. Livres sur la gestion du poids et la perte de poids :

- "The Obesity Code: Unlocking the Secrets of Weight Loss" par Dr. Jason Fung
- "Intuitive Eating: A Revolutionary Program that Works" par Evelyn Tribole et Elyse Resch
- "The Power of Habit: Why We Do What We Do in Life and Business" par Charles Duhigg
- "The Complete Guide to Fasting" par Dr. Jason Fung et Jimmy Moore

4. Livres sur la gestion du stress et la santé mentale :

- "The Upside of Stress: Why Stress Is Good for You, and How to Get Good at It" par Kelly McGonigal
- "The Stress Solution: The 4 Steps to Reset Your Body, Mind, Relationships & Purpose" par Dr. Rangan Chatterjee
- "The Happiness Advantage: The Seven Principles of Positive Psychology That Fuel Success and Performance at Work" par Shawn Achor
- "The Relaxation Response" par Herbert Benson et Miriam Z. Klipper

5. Livres sur l'exercice et l'activité physique :

- "Spark: The Revolutionary New Science of Exercise and the Brain" par John J. Ratey
- "Becoming a Supple Leopard: The Ultimate Guide to Resolving Pain, Preventing Injury, and Optimizing Athletic Performance" par Dr. Kelly Starrett
- "The New Rules of Lifting" par Lou Schuler et Alwyn Cosgrove

6. Livres sur la gestion du sommeil et la santé du sommeil :

- "Why We Sleep: Unlocking the Power of Sleep and Dreams" par Matthew Walker
- "The Sleep Solution: Why Your Sleep is Broken and How to Fix It" par W. Chris Winter

- **Articles scientifiques :**

- Harvard T.H. Chan School of Public Health : https://www.hsph.harvard.edu/nutritionsource/
- National Institutes of Health (NIH) : https://www.nih.gov/health-information
- Journal of Nutrition : https://academic.oup.com/jn
- American Journal of Clinical Nutrition : https://academic.oup.com/ajcn
- Nutrition Reviews : https://academic.oup.com/nutritionreviews
- International Journal of Obesity : https://www.nature.com/ijo/

- **Revues et magazines :**

- Nutrition Today
- Nutrition and Metabolism
- Nutrients
- Journal of the Academy of Nutrition and Dietetics
- Journal of Nutritional Science
- Food Science and Nutrition

- **Sites Web :**

- Mayo Clinic : https://www.mayoclinic.org/
- WebMD : https://www.webmd.com/
- Nutrition.gov : https://www.nutrition.gov/
- Academy of Nutrition and Dietetics : https://www.eatright.org/
- World Health Organization (WHO) : https://www.who.int/
- Centers for Disease Control and Prevention (CDC) : https://www.cdc.gov/

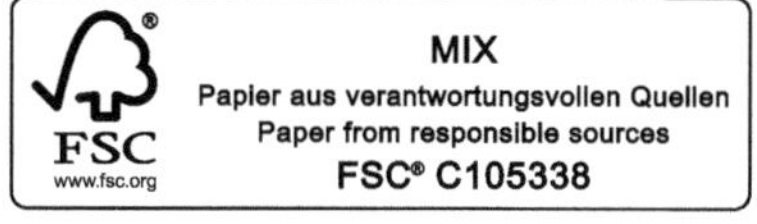

Printed by Books on Demand GmbH, Norderstedt / Germany